全国高等职业院校预防医学专业规划教材

社会医学

（供预防医学、公共卫生管理、健康管理等专业用）

主　编　王　瑞

副主编　王璐璐　杨小芝　龙　鑫

编　者　（以姓氏笔画为序）

马　赫（山东中医药高等专科学校）

王　瑞（长春医学高等专科学校）

王璐璐（长春医学高等专科学校）

龙　鑫（首都医科大学）

李　静（遵义医药高等专科学校）

杨小芝（漯河医学高等专科学校）

岳　帅（天津医学高等专科学校）

徐　璇（江苏医药职业学院）

唐　雯（沧州医学高等专科学校）

中国健康传媒集团

中国医药科技出版社

内容提要

本教材为“全国高等职业院校预防医学专业规划教材”之一，是以遵循本套教材编写指导原则为主，结合专业培养方案和本课程的教学目标、课程大纲要求编写而成。本教材吸纳整理了学科新成果，聚焦社会因素中的关键问题和热点问题，具有简明性、科学性和实用性。内容涵盖医学模式、社会医学研究方法、社会因素与健康、健康管理与健康危险因素评价、社会卫生状况与社会卫生策略、生命质量评价、社区卫生服务、弱势人群卫生服务以及社会病防制等，具有理论知识与实际应用相结合的特点。本教材为书网融合教材，配套有 PPT、微课、习题、章节思维导图等数字资源，使教学资源更加多样化、立体化。

本教材主要供全国高等职业院校预防医学、公共卫生管理、健康管理等专业师生教学使用，也可作为相关专业工作人员的参考用书。

图书在版编目（CIP）数据

社会医学/王瑞主编．—北京：中国医药科技出版社，2024.5

全国高等职业院校预防医学专业规划教材

ISBN 978－7－5214－4327－1

Ⅰ.①社…　Ⅱ.①王…　Ⅲ.①社会医学－高等职业教育－教材　Ⅳ.①R1

中国国家版本馆 CIP 数据核字（2023）第 247553 号

美术编辑　陈君杞

版式设计　友全图文

出版　**中国健康传媒集团**｜中国医药科技出版社

地址　北京市海淀区文慧园北路甲 22 号

邮编　100082

电话　发行：010－62227427　邮购：010－62236938

网址　www.cmstp.com

规格　889×1194mm $^{1}/_{16}$

印张　10 $^{1}/_{4}$

字数　302 千字

版次　2024 年 5 月第 1 版

印次　2024 年 5 月第 1 次印刷

印刷　天津市银博印刷集团有限公司

经销　全国各地新华书店

书号　ISBN 978－7－5214－4327－1

定价　45.00 元

获取新书信息、投稿、为图书纠错，请扫码联系我们。

出版说明

为了贯彻党的二十大精神，落实《国家职业教育改革实施方案》《关于推动现代职业教育高质量发展的意见》等文件精神，对标国家健康战略、服务健康产业转型升级，服务职业教育教学改革，对接职业岗位需求，强化职业能力培养，中国健康传媒集团中国医药科技出版社在教育部、国家药品监督管理局的领导下，组织相关院校和企业专家编写“全国高等职业院校预防医学专业规划教材”。本套教材具有以下特点。

1. 强化课程思政，体现立德树人

坚决把立德树人贯穿、落实到教材建设全过程的各方面、各环节。教材编写将价值塑造、知识传授和能力培养三者融为一体。在教材专业内容中渗透我国医疗卫生事业人才培养需要的有温度、有情怀的职业素养要求，着重体现加强救死扶伤的道术、心中有爱的仁术、知识扎实的学术、本领过硬的技术、方法科学的艺术的教育。引导学生始终把人民群众生命安全和身体健康放在首位，尊重患者，善于沟通，提升综合素养和人文修养，提升依法应对重大突发公共卫生事件的能力，做医德高尚、医术精湛的健康守护者。

2. 体现职教精神，突出必需够用

教材编写坚持“以就业为导向、以全面素质为基础、以能力为本位”的现代职业教育教学改革方向，根据《高等职业学校专业教学标准》《职业教育专业目录 (2021)》要求，教材编写落实“必需、够用”原则，以培养满足岗位需求、教学需求和社会需求的高素质技能型人才，体现高职教育特点。同时做到与技能竞赛考核、职业技能等级证书考核的有机结合。

3. 坚持工学结合，注重德技并修

围绕“教随产出，产教同行”，教材融入行业人员参与编写，强化以岗位需求为导向的理实教学，注重理论知识与岗位需求相结合，对接职业标准和岗位要求。设置“学习目标”“情景导入”“知识链接”“重点小结”“练习题”等模块，培养学生理论联系实践的综合分析能力；增强教材的可读性和实用性，培养学生学习的自觉性和主动性，强化培养学生创新思维能力和操作能力。

4.建设立体教材，丰富教学资源

依托“医药大学堂”在线学习平台搭建与教材配套的数字化资源(数字教材、教学课件、图片、视频、动画及练习题等),丰富多样化、立体化教学资源，并提升教学手段，促进师生互动，满足教学管理需要，为提高教育教学水平和质量提供支撑。

本套教材的出版得到了全国知名专家的精心指导和各有关院校领导与编者的大力支持，在此一并表示衷心感谢。希望广大师生在教学中积极使用本套教材并提出宝贵意见，以便修订完善，共同打造精品教材。

数字化教材编委会

主　编　王　瑞

副主编　王璐璐　杨小芝　龙　鑫

编　者　（以姓氏笔画为序）

马　赫（山东中医药高等专科学校）
王　瑞（长春医学高等专科学校）
王璐璐（长春医学高等专科学校）
龙　鑫（首都医科大学）
李　静（遵义医药高等专科学校）
杨小芝（漯河医学高等专科学校）
岳　帅（天津医学高等专科学校）
徐　璇（江苏医药职业学院）
唐　雯（沧州医学高等专科学校）

PREFACE
前言

我国社会医学学科有40余年的发展历史，虽然是相对年轻的学科，但目前已成为体系相对完整、有基本理论和研究方法、有一定学术成果的医学和社会科学的交叉学科，在预防医学领域中占有重要的地位。随着国家医药卫生体制改革和健康中国建设的不断深化，关注国民生命全周期的健康，提高全民健康水平，是建设健康中国的坚实基础。根据新形势和新任务，本教材完整呈现了社会医学的知识体系，编写以《关于加快发展现代职业教育的决定》和《“健康中国2023”规划纲要》等文件精神为指导，紧密结合目前我国高等职业教育预防医学专业培养目标、公共卫生执业助理医师资格考试大纲，突出自主学习能力和解决实际问题能力的培养，强调教材对专业教学的规范作用。同时，在学科理论和创新观点基础上，聚焦影响健康的社会决定因素、关键问题和热点问题，突出教材对学科发展的引领作用。

本教材的编写贯彻理论知识“必需、够用、实用”的原则，引用了国家最新的相关政策、制度和规范，采用了纸质书与数字平台融合的编写模式。章首设有学习目标和情境导入，章中引入知识链接，章后配有重点小结和练习题，扫描二维码即可查看练习题答案。教材设计利于促使学生积极思考，主动参与教学活动，激发学生的学习兴趣。特别是教材章末的重点小结，编者们统一绘制了总结整章内容的思维导图，与微课配套使用，延伸了学生自主学习空间，符合新时代读者的阅读习惯。

本教材包括10章理论内容和1章实训内容。绪论部分主要阐述了社会医学的概念、研究对象与内容、任务和学科发展，突出学科是在新的医学模式和全面健康观的指导下探讨社会因素对人群健康的作用及其规律。接下来9个章节重点介绍了社会医学研究中常用的方法和技术，以及学科重点关注的领域。具体包括医学模式、社会医学研究方法、社会因素与健康、健康管理与健康危险因素评价、社会卫生状况与社会卫生策略、生命质量评价、社区卫生服务、弱势人群卫生服务、社会病防治等。实训内容为问卷调查和健康危险因素评价。本次教材的编写邀请了多所学校的老师参与，他们的学术造诣和丰富的教学经验在本教材的相关章节中得以充分体现，在此表示衷心的感谢。

由于编者学术水平所限，书中难免存在不足和疏漏之处，恳请各位专家、同仁和广大读者批评指正，以便进一步修订完善。

编　者

2024年3月

CONTENTS

目录

第一章　绪　论

PPT

学习目标

知识目标

1. **掌握**　社会医学的基本理论、基本观点。
2. **熟悉**　社会医学的性质、内容和任务。
3. **了解**　社会医学与各相关学科之间的关系；社会医学的发展历程。

能力目标

具备分析各种社会因素与健康关系的能力，并能提出针对性的解决方案。

素质目标

通过本章的学习，更好地理解人的社会特质，这对于建立“大健康观”和实践健康中国具有深远的意义。

情景导入

情景：1920 年，在印度加尔各答附近的一个山村里，人们在山里狼窝里发现了两个由狼抚育过的女孩，其中大的 7～8 岁，取名为卡玛拉；小的约 2 岁，取名为阿玛拉。狼孩刚被发现时，生活习性与狼非常相似；用四肢行走；白天睡觉，夜晚活动，对火焰、光线和水都感到害怕；只知道饿了找吃的，吃饱了就睡；不吃素食而要吃肉（不用手拿，放在地上用牙齿撕咬）；不会讲话，每到午夜后像狼似地引颈长嚎。后来她们被送到一个孤儿院去抚养。阿玛拉在被发现的第 2 年去世；卡玛拉经过 7 年的教育，才掌握 45 个词，勉强地学几句话，开始朝人的生活习性迈进。卡玛拉一直活到 1929 年，她去世时估计已有 16 岁左右，但其智力只相当于 3～4 岁的孩子。孤儿院的主持人 J. E. 辛格在他所写的《狼孩和野人》一书中，深入地描述了这两名狼孩如何被重新教育并成为人类的过程。

思考：

1. 什么是社会人？社会人和生物人有什么区别？
2. 在你看来，社会医学可能涉及的研究领域是什么？

第一节　社会医学的定义、性质、内容和任务

一、社会医学的定义

社会医学是一门融合了医学与社会学的交叉学科，它从社会的角度出发，采用社会科学的多种理论和方法来研究人类的健康状况和各种疾病。社会医学致力于研究社会卫生状况、社会因素与健康之间的互动关系和规律，并基于这些研究来制定相应的社会卫生措施。这些措施的目的在于维护和增强人们的身体与心理健康，提高他们在社会中的生活能力和生活品质，并确保健康在社会中的角色得到最大化的

体现，进而提升整体人口的健康状况。社会医学的核心研究对象是人类，它更多地集中在人的社会属性上，而不是单纯地关注其生物学特性。

二、社会医学的性质

社会医学是医学与社会学交叉的产物。这主要是由于影响人类健康和疾病的因素是多种多样的，并且它们之间存在着相互联系。例如，人的某种疾病既可以在分子水平上找到结构缺陷，也可以在反映器官功能的生理、生化指标上发现异常，同时还可以追溯到患者的家庭、心理、人际关系方面出现的障碍。这些因素常常互为因果，密切相关，因此，在诊断和治疗患者时，除了考虑生物因素外，还需要从社会和心理的角度进行深入研究。这在客观上就把医学与社会学、医学与心理学的理论和方法结合了起来，从而产生了一门新的学科，即社会医学。

社会医学的知识基础主要来自两个方面：①医学科学，包括基础医学、临床医学、公共卫生与预防医学等；②社会科学，包括社会学、人类学、经济学、伦理学、心理学、政治科学、管理科学等。由于社会医学的研究对象是社会人群，研究影响人类疾病和健康的各种社会因素，并研究社会的预防和治疗方法，其实践活动主要在医学领域。因此，社会医学是一门医学学科。目前，在有关医学学科分类中，社会医学一般归属于预防医学。事实上，社会医学广泛涉及健康与疾病的多个领域，几乎与所有医学学科，如基础医学、临床医学、预防医学等，都有着紧密的联系。

在医学领域中，如果说其他学科主要研究健康和疾病的自然属性或生物学属性，主要目的是分析和解决源于生物因素的健康和疾病问题；而社会医学则主要研究健康和疾病的社会属性，主要目的是分析和解决起源于社会文化的健康和疾病问题。

三、社会医学的研究内容

社会医学的研究内容非常广泛，包括人们的衣、食、住、行、社会心理行为等多个方面。随着社会进步和人们价值观的改变，一方面，新的社会医学问题不断出现；另一方面，那些已经被讨论过的社会医学议题也需要重新进行深入研究。

1. 社会卫生状况 主要是人群健康状况，以及与之相关的社会经济状况、居民生活条件、卫生行为、卫生服务等。社会医学应用流行病学、卫生统计学以及有关社会科学的理论和方法，通过社会卫生调查和资料挖掘，广泛收集信息，分析社会卫生状况及其变化规律，寻找主要的社会医学问题，发现高危人群和主要疾病，从而做出社会医学“诊断”。

2. 影响健康的社会因素 在明确社会卫生问题的基础上，进行社会病因学分析。主要运用描述、比较、分析的方法，结合社会科学的理论和技术，研究社会制度、经济状况、社会文化、人口发展、生活和劳动条件、心理行为与生活方式等社会因素对人群健康的影响，发现社会卫生问题的原因，并为制定相应的社会卫生策略和措施提供科学依据。

3. 社会卫生策略与措施 社会医学不仅要通过对社会卫生状况及社会病因研究，找出存在的社会医学问题及其原因，更重要的是针对现实存在的问题和原因，提出改善社会卫生状况、保护和提高人群健康水平的社会卫生策略与措施，开出社会医学“处方”。社会卫生措施的重点不是指医疗卫生技术措施，而是指社会卫生战略及策略，包括卫生发展的目标和重点；开发、合理分配、有效使用社会卫生资源的政策；科学组织社会卫生服务的策略；保护人群健康的经济、法律、教育及组织措施等。

四、社会医学的基本任务

社会医学的基本任务可以概括为：通过深入的社会卫生调查，全方位掌握社会卫生的当前状况，高度重视人群的健康状态及其变化趋势，识别出主要的社会卫生问题和其背后的影响因素，并提出相应的策略和措施来改进社会卫生状况，更好地保护公众的健康。这为相关部门，特别是卫生管理和决策部门，在制定卫生政策、确定卫生工作的重点、制定卫生事业的发展计划、科学地组织卫生服务以及加强卫生工作的监控和评估方面，提供了坚实的科学依据。在我国，社会医学的核心目标是基于实际情况来研究和解决我国的社会医学难题。同时，我们也需要深入了解全球的卫生现状和其发展趋势，探索各国所面临的社会卫生挑战和全球的卫生策略，并学习国外在卫生领域的成功经验。

从学科的发展及医疗卫生工作实践的需要来看，目前我国社会医学的基本任务主要包括以下几个方面。

1. 倡导积极的健康观 早在 1948 年，世界卫生组织（WHO）就提出了身体、心理、社会三方面完好状态的健康观，并在全球范围内进行了广泛的推广和倡导。如今正确的健康观对人类的影响程度及其效果并达到人们的期望。不良的生活行为方式在人群中还广泛存在，对健康构成威胁的社会因素也普遍存在，而且社会心理健康的理念也没有对维护健康的措施产生实质性的影响。因此，在疾病防治和医学教育计划和实践中，必须推广和倡导正确的健康观，使医务工作者和广大人民群众认识到影响健康的不仅仅是生物因素，还包括社会和心理因素；在某些疾病的治疗中，社会和心理因素通常比生物因素更为重要，只有实施综合性的卫生保健措施，才能有效地防治疾病和促进健康。

2. 弘扬正确的医学模式 医学模式是社会医学的精髓，社会医学不仅要研究医学模式，而且要研究促进医学模式转变的策略和措施。生物 – 心理 – 社会医学模式的提出已有 20 多年的历史，虽然它被认为是适合于时代的医学模式，但人们在理论上的接受与实际行动中的保守或抵触形成了鲜明的反差。在医疗保健实践中，正确的医学模型尚未达到预期的效果和作用。促进医学模式的实质性转变是一项社会系统工程，社会医学在促进医学模式的转变中扮演着重要的角色。

3. 发现社会卫生问题 由于研究社会卫生状况是社会医学的基本内容之一，因此，发现社会卫生问题并及时提出防治措施是社会医学的重要任务。通过对社会卫生现状、特点、变迁和发展方向的系统性分析，可以明确影响人群健康的各种因素，尤其是危害健康的主要因素的作用强度和影响范围（如特殊人群等），从而制定出及时有效的防治策略和措施；利用各种评估方法，如健康危险因素评价、生命质量评价、卫生服务评价等，评价社会因素和疾病对健康的危害程度，发现卫生保健工作中存在的问题。在医疗卫生实践中，社会医学的理念已经得到了体现，如特殊人群的行为监测、重大疾病的预防和治疗、卫生技术评估等，其目的都是为制定及时有效的维护健康和防治疾病的措施提供科学依据。

4. 制定卫生政策和策略 社会医学的研究内容和研究思路与制定卫生政策和策略的程序和方法是高度一致的。发现卫生问题—分析问题的原因—提出解决问题的办法，这不仅是社会医学研究的基本步骤，也是制定卫生政策的基本程序，而且二者都是以人群为主要目标。因此，社会医学不仅有广泛的卫生政策研究命题，它还肩负着为医疗卫生部门，特别是卫生行政部门，进行决策、规划和管理方面研究的重任，这也是社会医学学科与卫生工作实践相结合的重要途径。

5. 促进人群健康 社会医学的研究对象是社会人群。研究人群保健策略和措施，促进人群健康，是社会医学的使命。卫生保健的重点针对高危人群是社会医学倡导的重要卫生保健策略。因此，研究特殊人群的卫生保健是社会医学的重要任务，如妇女、儿童、老年人、残疾人和从事有害作业的人群等。在一般人群中，与社会因素关系密切的社会性疾病如意外伤害、药物滥用、酗酒、吸毒、性病及艾滋病等，涉及面大，对人群健康构成了严重的威胁。高危人群的医疗保健及社会病的防治都是社会性很强的工作，必须鼓励全社会参与，并深化各个部门之间的合作。

6. 加强社会医学教育 社会医学教育的目的在于宣传社会医学的新思想、新观点和新方法，主要涉及两大核心任务：首先，在一般人群中，倡导积极的健康观，促进有利于健康的行为。由于受生物医学模式的长期影响，许多人甚至一些医务工作者自觉或不自觉地认为“健康就是没有病”“没有病就是健康”，忽视了消除有害健康行为和培育促进健康行为的重要性。因此，我们需要积极推广健康的观点，并推动健康的理念和实践方式发生改变。其次，在医学生和医务人员中，加强社会医学教育，培养正确的医学观。1988 年，在爱丁堡举办的社会医学世界医学教育大会明确表示，医学教育的目的是培养促进全体人民健康的医生，即要求医学生必须获得不仅对个人而且对人群的健康促进和处理疾病的能力。因此，医学生和医务人员学习社会医学的目的是：树立正确的医学观，适应医学模式的转变；开拓思维，认识疾病和健康的本质；提高专业素质和技能，努力为人民健康服务。

第二节　社会医学的发展历史

社会医学是一门高度社会化和综合性的应用学科，其产生和发展受到政治、经济、社会、法律、道德、自然科学和社会科学等多个因素的影响。社会医学诞生的初衷是为了应对社会健康问题并保证广大民众的健康，众多有远见、对国家和人民充满关心的社会改革者和医学家为社会医学的进步和发展做出了不可磨灭的贡献。社会医学在医学领域以及疾病的预防和治疗方面所占据的特殊地位和影响力，为其持续的存在和进一步发展奠定了坚实的基础。

一、社会医学的初步发展

社会医学起源于欧洲，拥有 100 多年的发展历程。古希腊著名医学家希波克拉底（Hippocrates）阐述了健康与疾病之间存在的某种平衡与失衡关系。这种平衡可能是某一种元素或者是液体（或体液）的平衡，也可能是“能量”（如热与冷、甜与酸）的平衡。其在著作《空气、水、地域》中强调，医生在进入城市之前，首先要对自然环境、居民的居住状况、饮用水的情况以及生活习惯等有深入的了解。他认为：“了解一个人的疾病类型比了解他所患的具体疾病更为关键”，“医生治疗的不只是疾病本身，更为关键的是患者本身”。他在另一本著作《流行病》里向医生们明确指出，在医疗实践过程中，了解过去的病史、准确掌握现在的病史以及预测疾病的未来趋势是至关重要的。古罗马医学专家盖伦高度认识到心理因素在疾病形成过程中的重要性，并特别强调了人的健康状况与社会心理因素之间存在的紧密联系。阿拉伯医学权威阿维森纳持有这样的看法：土地和水资源有可能成为疾病传播的媒介，与此同时，心理和情感活动也可能对人的健康状况产生某种程度的不良影响。由于生产能力和历史背景的限制，古代医学专家在研究人类健康、疾病与社会因素之间的关系时，仍然缺乏确凿的科学证据来支持他们的观点，医学实践主要是医生和患者之间的个体治疗行为。

从文艺复兴时代起，欧洲步入了一个全新的发展阶段。自产业革命以后，传统的手工业生产模式逐渐被大规模工业生产所替代，这种社会化的生产过程进一步推动了医学领域的社会化进程。资本主义初期的生产活动导致了社会健康状况的恶化，这进一步加强了人们对医学在社会中重要性的认识，以及人类健康和疾病暴发与社会生活环境之间的紧密联系。在那个时代，一些先进的医学专家提出了国家和社会应该为人民的健康承担责任的观念，这在当时起到了一定的启示作用。1790 年，德国的卫生专家弗兰克在访问意大利时提出，当地居民的苦难生活实际上是疾病的滋生地。在他的著作《全国医学监督体制》中，他主张通过医学监督计划来促使政府实施相应的措施，从而更好地维护公共健康。这一观念标志着人们开始意识到健康、疾病与社会因素之间存在的紧密联系。因此，弗兰克被普遍认为是公共健康和社会医学领域的杰出领军人物。

随着资本主义的进一步扩张和城市化的加速，社会医学领域面临了众多挑战，例如童工和女性工人的健康状况、城市污水处理、食品卫生和传染病的流行等。英国伦敦的首席医官西蒙对伦敦的食品、住宅和工厂卫生进行了深入研究，他认为这些问题与英国工人的健康状况有着紧密的联系。恩格斯在其著作《英国工人阶级状况》中明确表示，英国的工业是基于对工人健康的损害而逐渐发展的，工人运动则进一步推动了社会卫生组织的形成和社会卫生措施的持续完善。

二、社会医学的创立与发展

1848 年 3 月，法国医生盖林向法国同行号召“沿着二月革命的道路，创造崭新的社会，要把分散和不协调的医学监督、公共卫生、法医学等学科构成一个有机的整体，以便充分发挥作用，可统称为‘社会医学’，这样才能如实地反映它们的共同目标……”。盖林是第一个提出“社会医学”的人，他将社会医学分为四个部分。①社会生理学：研究某一人群的身体和精神状态及其与法律、社会制度、风俗习惯等的内在联系；②社会病理学：研究社会因素所致疾病的发生、发展、结局与转归；③社会卫生学：研究各种增进人群健康、预防疾病的措施；④社会治疗学：研究社会发生异常情况时的治疗措施及手段。

19 世纪后半叶，细菌学的发展使一些医学家只重视生物病原体的致病作用而忽视了社会因素对疾病和健康的影响。然而，也有不少医学家不同意夸大单纯生物病原体的致病作用。比如德国医学家诺尔曼和病理学家魏尔啸都强调社会经济因素在健康和疾病中的核心地位，提出“医学科学的核心是社会科学”等观点。魏尔啸参与了斑疹伤寒的流行病学研究，并强调了该疾病的社会特性，他认为仅仅进行治疗而不进行社会预防是无法有效控制斑疹伤寒流行的。格罗蒂扬来自德国，他基于社会科学的原理，经过深入的调查和研究，提出了社会医学这一新的观念。其在著作《社会病理学》中阐述了一个社会学的观点，即研究人类疾病的社会意义是基于疾病发生的频次；社会环境的恶化有可能直接诱发各种疾病，从而对疾病的进展产生不良影响；疾病会对社会的进步产生负面影响；医疗的成功与否在很大程度上依赖于社会的各种因素；利用社会手段来遏制疾病的蔓延；关注患者所处的社会和经济背景等因素。他进一步强调，在进行社会卫生调查时，应当运用统计学、人口学、经济学以及社会学的多种方法，并主张将社会医学纳入医学教学大纲。1920 年，他在柏林大学首次引入了社会卫生学的课程。

20 世纪中期，疾病谱发生了明显改变，以生物病原体为主的传染病逐渐减少，而心脑血管病、恶性肿瘤、意外伤害和精神系统疾病等与社会、心理、行为生活方式等危险因素密切相关的慢性非传染性疾病逐渐增加，并已成为危害人类健康的主要疾病。为了维护和促进人群健康，改善社会卫生状况，必须深入研究社会因素对健康的作用，采取综合性社会卫生措施。这些观点也已经成为广大卫生工作者的共识，促进了社会医学在各国进一步发展。德国在第二次世界大战以前，社会医学与社会卫生学两个名词交替使用，以社会卫生学为主，战后逐步改用社会医学。目前，德国的医学院一般都设有社会医学系，主要任务包括慢性病的防治研究及社会因素与健康、心理行为因素与健康、卫生政策与管理等方面的研究，此外，还为卫生机构的管理人员提供公共卫生（大卫生）的培训课程。

英国于 19 纪末开设公共卫生学课程，20 世纪 40 年代开始开设社会医学课程。牛津大学成立了社会医学研究院，牛津大学社会医学教授赖尔认为，公共卫生、工业卫生、社会卫生服务及公共医疗卫生事业都属于社会医学的范畴。自 20 世纪 60 年代起，为了更好地适应英国国家卫生服务制度的改革需求，社会医学被重新命名为社区医学。该名称涵盖了社区卫生服务中的各种理论和实践问题，包括但不限于人口学、社会卫生状况、职业选择、营养与健康、健康教育、保健组织、妇儿保健以及结核病和性病的预防和治疗等方面。

在美国，设立社会医学学科的大学并不多，而医学社会学和社区医学成为重要学科。美国的政治制度和文化传统决定了它并不开设综合性的社会医学课程，而是重视社会学、经济学及管理学的发展。卫生管理学与卫生政策课程中涵盖了社会医学的相关内容。近几年，面对医学日益专业化和人们对医疗保健需求未得到充分满足的问题，家庭医学得以不断发展。

在日本，社会医学与基础医学及临床医学并列，包括公共卫生、卫生统计学、法医学、环境医学及卫生管理学等领域，其课程内容与我国的预防医学有许多相似之处。

1922年，苏联在莫斯科大学医学院成立了社会卫生学教研室，1923年成立了国立社会卫生学研究所，后更名为社会学与保健组织学研究所。社会卫生学的基本任务是研究社会与环境因素对人群健康的影响以及消除这些有害因素而采取的综合性卫生措施。20世纪40年代初，社会卫生学改称保健组织学，以保健史、保健理论、卫生统计与保健组织为主要内容。20世纪60年代中期被称为社会卫生与保健组织学，目的是深化对社会医学议题的探讨。

目前，各国社会医学的发展既存在相似之处，也有其独特之处。社会医学的共性主要表现在其基础研究内容上是一致的，即强调社会因素与疾病和健康之间的相互影响和规律，并在公共卫生和临床医学等多个领域进行深入研究。各国社会医学发展的特点主要体现在实践方面，美国的社会医学不仅注重有关卫生政策的研究，而且与卫生职能部门有密切联系，提供卫生保健决策和咨询服务，已具有产业化的特点；德国社会医学较好地将大卫生的理念与卫生实践相结合，广泛的公共卫生管理培训使社会医学的实践性得到了充分体现；英国的社会医学强调社区的理念，在医学教育方面巩固了社会医学的地位，在社区卫生中发展了社会医学应用与实践的内涵。

三、我国社会医学的发展

我国古代医学家很早就认识到了环境和心理因素对健康的潜在影响，目前已知的最古老的医学著作《黄帝内经》中，就提到了气候变化、饮食习惯和心理因素等与疾病相关的观点。西周初期我国建立了社会医事组织，以医师为“众医之长，掌医之政令”，并制定了医师考核制度，并根据医术高低定级俸给，要求医师治病有记录，患者死亡有报告。汉朝建立了专门为贫困人口提供医疗服务的机构。在南宋元嘉二十年（公元443年），设立了“医学”专业，并任命了太医博士和助教，这是我国最早成立的医学教育机构。然而，在我国漫长的封建历史中，卫生设施和医疗制度主要是为封建统治者提供服务的，广大民众的医疗保健主要依赖于民间医生，并没有建立健全的医疗组织。

19世纪，西方的医学知识被引入我国。1820年，英国医师玛利逊和来温斯敦在澳门共同创办了一家医院。1834年，英国教会医师派克在广州开设了眼科医院。1866年，美国医学传教会在广州开办博济医学校。1898年，上海公共租界工商部卫生处是我国最早成立的地方卫生行政机构。1905年，清政府住警政部警保司下设卫生科，次年改属内政部，第三年改称卫生司，是我国最早建立的中央卫生行政机构。1910年东北鼠疫流行，伍连德医师在山海关设立检疫所实行卫生检疫，这是我国独立设立的防疫机构。从1928年起，陆续在上海吴淞区、高桥区建立卫生示范区。1931年后，又在河北定县、山东邹平县、南京晓庄乡、江苏江宁县等建立乡村卫生实验区，在实验区开展医疗防疫、卫生宣传教育、学校卫生、助产与妇婴卫生、劳动卫生、生命统计和卫生人员培训等。1939年，成立中央卫生设施实验处，1941年改为中央卫生实验院，其中设立了社会医事系，主要任务是社会医务人员登证及考试。1949年以前，一些医学专家曾倡导过“公医制度”，试图建立社会卫生组织，但限于当时的政治经济条件，效果并不显著。

1949年以后，在党和政府领导下，我国卫生事业迅速发展，建立了从中央到地方的全国性卫生行政组织和卫生服务机构，发展社会卫生事业，保障人民健康成为国家的责任，社会卫生状况发生巨大变化，人民健康水平显著提高。

1949年，中国医科大学建立了公共卫生学院并设立了卫生行政学科，开设了卫生行政学。1952年引进苏联的《保健组织学》，作为医学生的一门必修课。1954年起，医学院校先后举办卫生行政进修班，保健组织专修班及工农干部卫生系，培训卫生管理干部。在此期间，许多医学院校成立保健组织教研组，开展教学研究工作。1956 年，卫生部成立中央卫生干部进修学院，负责培训省市卫生管理干部，并于第二年举办了第一届保健组织学师资讲习班，交流保健组织学的教学和研究工作经验，编写了《保健组织学》教材。1964 年在上海举行了全国保健组织学教学研究交流会，交流各地教学研究经验，提出了加强学科建设的建议。

1978 年由钱信忠主编的《中国医学百科全书》列有《社会医学与卫生管理学》分卷。1980 年卫生部发出了《关于加强社会医学与卫生管理学教学研究工作的意见》，要求有条件的医学院校成立社会医学与卫生管理学教研室，开展教学研究工作，培训各级卫生管理干部。20 世纪 80 年代初期，卫生部在六所医学院校成立了卫生管理干部培训中心，有力地推动了社会医学学科建设和卫生管理干部培训工作。20 世纪 80 年代初《医学与哲学》等杂志开辟“医学、健康与社会”“医学模模式转变”及“卫生发展战略”专栏，探讨医学与社会发展的双向关系，对促进医学现代化与社会化发挥了重要作用。1983 年起武汉医学院连续举办了三期社会医学与卫生管理学高级师资班。1984 年在成都召开了首届全国社会医学与卫生管理学术研讨会。《国外医学・社会医学分册》（1984 年）、《中国社会医学》（1985 年）及《医学与社会》（1988 年）杂志先后创刊。1985 年，部分院校招收社会医学硕士研究生，目前多所院校设有“社会医学与卫生事业管理”硕士点；1994 年第一个社会医学博士研究生学科点成立。1988 年 9 月在西安召开了全国社会医学学术会议，成立了中华社会医学学会，至今已经连续多次召开了全国性学术会议。现阶段，社会医学已经成为高等医药教育机构和中等卫生学校各个专业和层次学生的必修或选修课程，有一大批专门从事社会医学的教学和研究工作的专业人员。

在学术研究领域，社会医学工作者与卫生行政部门密切合作，联系卫生工作实际，应用社会医学的基本理论与方法，参与学术研究，促进社会医学的发展。近 20 年来，社会医学工作者积极参与城乡卫生服务调查，他们制定了区域性的卫生计划和预防健康目标，研究了社区卫生服务和基础卫生保健的发展策略，并参与了如结核病、麻风病、性病、艾滋病以及意外伤害和自杀等重大疾病的控制工作。在原卫生部的一些重大软科学项目研究中，都有社会医学人员的积极参与，在建设具有中国特色的卫生服务体系、完善健康保障体系、建立与小康经济水平相应的健康指标等研究领域，都已做出了有益的贡献。尽管如此，社会医学领域的进步仍面临着巨大的挑战，特别是在推动医学模式转型和增强各学科研究能力等多个方面仍需进一步加强。

第三节 社会医学基本理论

社会医学是一门新兴学科，其理论体系仍在不断发展和完善，尽管如此，在社会医学的发展历程中，逐步形成了一些本学科具有创新性和独特性的重要理论和观点。这些基本理论是社会医学理论研究与实践经验的科学总结，还吸纳了其他相关学科的优秀研究成果，不仅对社会医学的发展起指导作用，而且在很大程度上影响着整个医学科学的发展。社会医学基本理论具有创新性、预见性、实践性、政策性的特点。

一、确保卫生事业与社会发展相协调的观点

卫生事业的发展是建立在社会进步上的，特别是以国民经济的发展为基础。卫生事业发展的速度与规模直接受社会发展的制约。只有社会全面的发展，如社会、经济、科技、文化、教育等各方面的发展，才能给卫生事业的发展提供强有力的基础。所以，卫生事业发展必须与国民经济和社会发展保持一致，人民健康保障的福利水平也必须与经济发展水平相匹配。

我国处于社会主义初级阶段，人口多，资源缺，卫生事业发展面临着许多困难与问题，人民健康保障水平也受到很多因素的制约。中共中央、国务院《关于卫生改革与发展的决定》中明确指出：“我国卫生事业是政府实行一定福利政策的社会公益事业”。同时提出新时期卫生工作方针是：“以农村为重点，预防为主，中西医并重，依靠科技与教育，动员全社会参与，为人民健康服务，为社会主义现代化建设服务。”这是由我国当前社会发展水平和卫生事业发展的可能所决定的，卫生事业的发展必须从各地社会发展水平出发，实事求是地制订卫生策略，使其同当地的社会经济发展相协调并纳入总体规划，相互促进，协调发展。我们已经初步构建了一个融合了中国特色的卫生服务、医疗保障和卫生执法监督的三位一体、协调完善的卫生体系，确保每个人都能享受到基本的卫生保健服务。如果卫生事业的进步超过了社会经济的增长，那么不仅卫生事业本身无法实现可持续发展，还可能给社会经济的进步带来许多负面影响。同理，如果公共卫生事业的进展落后，与社会的进步不同步，民众的健康无法得到真正的保障，这不仅会妨碍社会生产能力的增长，还可能因为疾病的广泛传播而导致巨大的经济损失，乃至威胁到社会的和谐稳定。

二、健康与社会经济发展双向作用的观点

社会经济是人类生活和健康的基本条件。社会经济的进步涵盖了多个方面，包括社会的前进、经济的增长、教育的普及、物质生活的丰富、文化水平的提升以及卫生服务的完善，这些都是维护和促进公众健康的基础保障。众多的研究数据显示，在过去的五十年中，全球人口的健康状况得到了广泛的提升，这主要归功于全球社会经济的稳定增长。但目前，不同国家和地区之间的健康状况存在着显著差异，很大程度上是由于各地社会经济发展的不均衡所导致的。

在强调社会经济进步对于提高人们健康状况的根本作用时，我们也应当意识到提高人们的健康状况对社会经济增长的正面影响。WHO 将“社会经济发展推动了卫生事业，卫生也同样推动着社会和经济的发展”作为实践中认识到的一个基本真理。社会经济的发展从根本上讲是生产力发展的结果。生产力的核心是具有一定体力、智力和生产技能的健康人，人的健康状态对生产力的发展起着重要的、不可替代的作用。随着人们寿命的增长以及体力、耐力和精力的持续，工作时长得以延长，这对于提升社会的劳动效率是非常有益的。人们的健康状态会对劳动力市场的供应、自然资源的使用、教育收益的实现以及疾病可能造成的直接或间接损失产生影响，进而可能推动或妨碍当地的社会经济发展。世界银行在 1993 年的《世界发展报告》中明确提出：“良好的健康状况可以提高个人的劳动生产率，提高各国的经济增长率。”美国的经济学家丹尼森、奥多·舒尔茨等分析发现，健康人力资源作为一种生产要素对美国经济增长的贡献超过了其他一切形态的资源。Bhargava 等研究证实，健康指标每提高 1%，国家经济增长率提高 0.05%。20 世纪 80 年代中期，国内回顾性研究发现，我国国民生产总值的增加，至少有 20% 是通过人群健康状况改善而获得的。

三、生物、心理、社会健康的观点

在整体医学观中，人体不是系统、器官、细胞、分子简单组合而成的，而是一个多层次、多功能以及相互联系、相互作用、相互制约的有机整体。人同时有生理和心理活动，而且人不仅具有自然性，更特别的是具有社会性。因此，在探究健康与疾病的关系时，我们不能仅仅局限于“见病不见人”的生物学层面，而应全方位地考虑人的整体性，并同时关注生理、心理和社会各方面因素对健康和疾病产生的影响。在传统的生物医学观念中，一旦生病，就代表着健康的丧失，而一旦疾病得到治愈，人们便可重新找回健康的状态。这种健康状态是基于传染病的暴发、演变和最终结果来定义的，被普遍认为是一种消极的健康状态。

随着社会经济的发展和医疗技术的进步，人类疾病谱和死亡谱逐渐从传染性疾病向慢性退行性疾病转变。患者的疾病表现和疾病负担是多方面的，包括生理功能、心理功能和社会功能。WHO 提出，健康不仅仅是没有疾病或虚弱，而是一种身体、心理和社会的完好状态。根据这个积极的概念，健康可被理解为生物学、心理学和社会学的三维组合。从生物角度看人的健康，主要是检查器官功能和各项指标是否正常；从心理、精神角度观察人的健康，主要是看有无自我控制能力、能否正确对待外界影响、是否处于内心平衡的状态；从社会学角度衡量人的健康，主要涉及个体的社会适应性、良好的工作和生活习惯，人际关系和应付各种突发事件的能力。随着三维健康观念的普及，人们对健康的需求也在不断地增长和多元化，不再仅仅局限于疾病的预防和治疗。相反，人们更加积极地追求健康状况和生活质量的提升，希望能够消除疾病，延长寿命，并在人际关系和社会心理环境中找到有益于身心健康的环境，以保持心理的平衡，过上更有意义和价值的生活。

四、卫生服务重点关注高危险性的观点

高危险性是指对人群健康产生有害影响和不利作用的可能性很大。WHO 提出高危险性分析，即以高危险性观点来找出卫生工作的主要问题，采取重点防治措施，改善人群的健康水平。在卫生资源有限的背景下，研究并按照高风险理论指导疾病防治工作，使得卫生工作更加有针对性，具有重要的现实意义。

高危险性主要包括高危人群、高危环境和高危反应。高危人群是指容易受疾病侵扰的人群，包括处于高危险环境的人群，对环境有高危反应的人群，有高危行为的人群，如妇女、儿童、老年人，处于职业危害、生活环境污染、外来务工的人群，以及吸烟、酗酒、不良行为人群等。高危环境包括自然、社会和心理环境，如人际关系紧张、失业、离婚、丧偶等属于高危心理环境；战争、政治动乱、经济危机、社会保障缺乏、公共事业落后等属于高危社会环境；地震、水灾、环境污染、自然疫源性病原体和地球化学元素含量异常等属于高危自然环境。高危反应是指机体对刺激缺乏适应或耐受，当身体、心理和社会刺激达到一定强度和持续时间后导致一些疾病，如考试、拔牙、接触花粉等，这往往与个体的生物遗传、健康状况和生活经历等有关。高危人群、高危环境、高危反应都有其特定的生理和心理的作用机制，通过中枢神经、内分泌和免疫系统，降低机体的防御能力，引起机体与环境平衡失调，导致疾病发生。

五、在疾病发生和防治中社会因素占主导作用的观点

当传染病在疾病谱和死因谱中占据主导地位时，人们开始集中精力研究特定的生物因素和针对性的治疗手段，从而成功地控制和根除了大量传染病的爆发和流行。然而，社会因素的影响逐渐被忽视。随着社会经济的持续发展和生物医学技术的不断突破，人类的主要疾病和死亡模式也发生了显著的变化。主要死亡原因已由过去的急慢性传染病、寄生虫病、营养缺乏等疾病逐步转移到以心脑血管疾病、恶性肿瘤和意外事故等为主，这种转变促使人们从仅仅关注生物因素转向综合考虑生物、心理和社会因素。

慢性非传染性疾病是多种致病因素长期综合作用的结果，随着病因学及流行病学研究的进展，人们逐渐认识到心脏病、脑血管病和恶性肿瘤等许多慢性非传染性疾病的发生，与社会经济生活条件、行为生活方式及环境中存在的多种危险因素密切相关。美国前 10 死亡原因研究结果表明，社会因素占死亡影响因素的 77%。这种多因单果、多因多果的流行模式，使疾病的因果关系更加复杂，要谋求防治这类疾病，获得健康就不能单纯依赖生物治疗，而要更多或主要地依靠社会措施，特别是通过社会卫生调

查找出存在的卫生问题，分析其社会病因，针对这些社会致病因素，采取社会预防措施，降低和排除各种健康危险因素，同时制订增进健康的社会保健处方，以达到个体和群体的身心平衡，并与社会协调一致，这样才能获得健康。不仅如此，许多急性传染病的有效防治也离不开社会措施，面对每天约 4 万儿童死于可以预防的传染病和营养不良，联合国儿童基金会提出需要实现两个突破：一为技术突破，二为社会突破，并且强调“社会突破是决定性的”。而社会病如性病、艾滋病以及自杀、吸毒、车祸等的高发或流行，社会因素起了决定作用。进入 21 世纪，经济全球化的地球村居民无论是多因多果的慢性退行性疾病，还是单因单果的急性传染病都必须采用社会性防治措施才能加以防治。

六、全社会参与卫生工作的观点

随着社会经济的发展与人民生活水平的提高，疾病与健康越来越得到全社会的共同关注，成为一个重要的社会问题。卫生工作涉及社会各方面，关系到社会中的每一个人，关系到每个人的各个生活时期，关系到人们的生、老、病、死，关系到人类社会，也关系到自然界。卫生事业本质上是一种“人人需要、共同受益”的社会公益事业，提高人群的健康水平需要全社会的积极行动和参与，这也被称为“大卫生观”。1952 年，我国把“预防为主”“卫生工作与群众运动相结合”列入卫生工作方针，后在全国掀起群众性爱国卫生运动，对改善我国卫生面貌、提高人民健康水平起到了重要作用。2016 年全国卫生与健康大会上提出，要把人民健康放在优先发展的战略地位，以普及健康生活、优化健康服务、完善健康保障、建设健康环境、发展健康产业为重点，加快推进健康中国建设，努力全方位、全周期保障人民健康。

传统的卫生观过于强调使用生物医学手段来预防和治疗疾病，导致健康问题主要由卫生部门来处理。而大卫生观主张卫生系统必须由封闭转为开放，必须与其他部门配合协作，动员和规定全社会参与，使卫生工作成为社会发展的一个重要组成部分。因为人群疾病的发生与传播是在社会中进行的，人的社会性甚至加剧了疾病的发生和传播。同样，疾病的防治涉及社会各部门的配合，不是卫生部门能够单独完成的。每一个卫生任务，都与社会各部门发生着各种直接或间接的联系，必须要求社会各部门共同参与、共同计划、共同实施才能取得成功。早在 1981 年，第 34 届世界卫生大会通过的《2000 年人人健康全球战略》强调，全球人人健康只靠卫生部门是不可能的，需要社会和经济部门协调一致地工作，特别是与农业、工业、教育、公共管理、交通等部门的协作，并将此作为八大基本原则之一。社会参与程度直接影响到卫生工作的实施效果，21 世纪初，WHO 指出，社会各部门间在卫生行动方面协调困难是实施全球卫生策略进程的主要障碍之一。2003 年，重症急性呼吸综合征（SARS）在中国起初流行的教训以及之后防治 SARS 的全社会行动，是大卫生观的最好注释。所以放弃传统的和行业性的狭隘卫生观念，树立大卫生观念，强调卫生系统必须由封闭转为开放，卫生工作必须社会广泛参与，是有效保护和改善人群健康的必然要求。为此，我国在《“健康中国 2030”规划纲要》中确立了“以人民健康为中心”的大卫生观，提出把健康融入所有公共政策，人民共建共享，推动人人参与，人人尽力，人人享有，共筑全民健康之路。

第四节　社会医学与相关学科的关系

社会医学有自己特定的研究对象和内容，也与不少学科有着互相联系、互相交叉。与社会医学相关的学科主要有预防医学、社区医学、医学社会学、卫生管理学及医学心理学等。

一、预防医学

在中国，虽然社会医学是从预防医学中分化出来的一门学科，但是社会医学与预防医学是有区别的。预防医学是以改善人类的生存环境、预防疾病发生及流行、保护人群健康为内容，是经济发展、社会进步的必然产物。19 世纪生物医学的发展，尤其是病原微生物学及免疫学的发展，为预防医学奠定了医学技术基础。同时，通过环境卫生、食品卫生、职业卫生及传染病防治等工作的开展，改善了人们的劳动环境和生活条件。但是，随着社会的发展及人们行为与生活方式的变化，人类疾病谱发生了很大改变。心血管疾病、恶性肿瘤、意外伤害及精神病、性传播疾病等成了危害人群健康及生命的主要因素，而这些疾病的危险因素主要不是生物病原体，而是社会因素。社会医学就是在这种背景下从预防医学中分化、发展起来的。这是人类疾病谱及健康危险因素改变的结果，也是预防医学深化发展的产物。社会医学与预防医学的基本任务是一致的，都是保护人群健康及提高人们的生活质量，但社会医学中研究社会经济文化因素与健康的关系、生命质量评价、社区卫生服务等都已超出了预防医学的范畴。所以，可以说社会医学是一门源于预防医学并已超越了预防医学的学科。

二、医学社会学

医学社会学与社会医学之间既存在某种联系，同时也存在明显的差异。前者从社会学角度研究社会环境、社会结构、社会变迁及社会行为等与医学的关系，研究医学职业、医疗组织，以及医疗卫生活动中的人际关系；后者则从医学的角度利用社会学的一些理论及研究方法，研究环境因素，尤其是社会环境因素与健康的关系。它们都是医学与社会学相结合的学科，在许多方面相互补充，基本目的都是推动卫生事业发展，改善人们的医疗卫生服务，保护并提高人群健康，进而促进社会发展。医学社会学则着重研究医疗过程中的人际关系，以及在这些关系中各个角色的相互作用，而社会医学重点是研究社会与人群健康、疾病间的关系。社会调查与统计、心理与经济分析等是这两门学科都要应用的基本方法。

三、社区医学

社区医学与社会医学不同，它重点研究社区内卫生服务及卫生组织管理。社区是社会的基层组织，也是开展卫生服务的基本单位。社区医学一词最早在英国使用，英国卫生保健体制是以社区为中心、组织综合性的卫生服务，包括医疗康复及预防保健。为了培养医学生的社区服务能力，英国及一些英联邦国家的医学院成立了社区医学或预防医学与社区医学教研室，开设社区医学课程。社区医学的内容主要有医学人口学、居民健康状况、健康教育、社区疾病防治、妇幼保健、老年保健、精神卫生、行为医学及卫生管理等。社会医学与社区医学对象均为群体，以提供卫生服务、保护人群建康为目的。在我国，社会医学的研究内容已包含了社区医学的内容。

四、卫生管理学

20 世纪 80 年代初期，我国同时提出了社会医学与卫生管理学这两个学科名称。经过近 20 年的努力，这两门密切联系的学科已分别发展成为两个独立学科。在我国研究生专业目录中，列有“社会医学与卫生管理学”这一名称。中华预防医学会分别成立了社会医学学会及卫生管理学学会。这两门学科的基本任务是一致的，即根据社会卫生服务需求，合理利用卫生资源，组织卫生服务，提高卫生事业的科学管理水平与卫生事业的社会经济效益。社会医学研究社会卫生状况及社会卫生措施，为卫生事业的科学决策与合理组织卫生服务提供科学依据。卫生管理学应用管理学的原理与方法，研究卫生事业的计划、控制、组织与管理，以提高卫生事业的科学管理水平。这两门学科的内容是相互联系、相互补充的。在我国不少医学院中，社会医学与卫生管理学同在一个教研室，有的地方社会医学与卫生管理学合成一个学术组织。

五、医学心理学

20 世纪以前，在医学中占统治地位的是生物医学，对影响人类健康的心理因素、社会因素重视不够，医学心理学并未能得到发展。20 世纪 40 年代以后，随着社会的发展和科学的进步，人们逐渐认识到在影响健康的众多因素中，除了生物因素外，心理和社会因素的作用也不容忽视。许多疾病的发生、发展和防治措施都涉及复杂的心理和社会问题。心理因素和社会因素是社会医学和医学心理学共同研究的内容，社会医学倡导的生物 - 心理 - 社会医学模式和新的健康观包含有心理和社会健康的内容。医学心理学中的心理卫生、心理咨询等内容正是为了人们的心理和社会健康。两门学科的目的都是防治心身疾病，培养健全的人格，提高生活质量和社会活动能力。

答案解析

练习题

1. 简述社会医学的基本任务。
2. 如何理解社会医学的研究内容?
3. 试述社会医学的性质特点。
4. 结合专业实际谈谈学习社会医学的意义。

（王　瑞）

书网融合……

本章小结　　微课　　题库

第二章　医学模式

PPT

学习目标

知识目标

1. 掌握　医学模式的概念和特点；生物－心理－社会医学模式的内涵；生物－心理－社会医学模式对医学实践的指导意义；积极健康观的观点。

2. 熟悉　医学模式的演变过程；生物－心理－社会医学模式的产生背景。

3. 了解　生物－心理－社会医学模式的凝聚过程。

能力目标

能够用生物－心理－社会医学模式的观点看待健康问题，并提出促进健康的建议和措施。

素质目标

通过本章的学习，树立积极正确的健康观，加强对心理和社会因素的重视程度，用现代医学模式指导医学实践工作，助力健康中国建设。

情景导入

情景：瑞典临床心理学家勒维曾对某死亡病例描述如下：有一位男性患者死于肺癌，医生认为其病因是吸烟过多，但其根本原因不在于吸烟，因为患者吸烟是由神经质引起，神经质则由家庭冲突、夫妻不和引起。夫妻和父母、孩子三代五口同住一室，住房拥挤，并且夫妻常因对待老人和孩子的态度不同而争吵，故患者经常借烟消愁。因此，该病例的诊断结果应从三个维度解释，生物学诊断是“肺癌”，心理学诊断是“神经质”，社会学诊断是“住房拥挤”。

思考：

1. 从影响该患者健康的因素入手，分析传统生物医学病因观的局限性。
2. 针对目前慢性病高发的现状，现代医学应如何构建慢性病防治体系？

第一节　医学模式概述

模式是指在某一领域中科学地指导人们获取知识和解决问题的概念、假设和法则，可以是公式、定义，也可以是抽象关系、思维方式等。其实质是对前人积累经验的抽象和升华，形成人们认识和解决问题的思想和行为方式。建立模式是科学研究的一种方法，人们往往通过建立模式来分析和表达事物间的关系与本质。

一、医学模式的概念

医学模式是指在不同历史阶段和科学发展水平下，人类与疾病作斗争和处理医学领域中各种问题的思想和方法，是人类对健康和疾病认识与处理方法的宏观概括，其核心是医学观。医学模式包括医学认知模式和医学行为模式，前者是指一定历史时期人们对医学自身的认识，即医学认识论；后者是指一定历史时期人们医药实践活动的行为规范，即医学方法论。医学模式不仅指导医学理论研究、医学实践、医学教学的发展，也指导着卫生事业管理、卫生发展战略、卫生与社会关系的研究等方面的发展。

医学发展的每个阶段都有与之相应的反映该时期医学发展水平的医学模式，并在该时期内，成为人们考虑和研究医学问题时所遵循的总原则和出发点。例如，人类健康是从单一的生物学角度去观察，还是从生物学、心理学与社会学全方位去认识；人类疾病的防治和健康促进是单纯从生物学角度来处理，还是从生物学、心理学和社会学多维度综合地研究。这种观念、认识及方法上的区别，主要起因于不同医学模式的影响。医学模式既体现医学观，也体现方法论。医学理论是通过总结医学实践而产生的，而医学实践又是在特定的医学思维指导下产生的医学行为来完成的。因此，医学观不仅影响医学思维和行为，也关系到医学行为所产生的结果。医学模式对于维护和促进人类健康、预防和控制疾病起着重要作用。

二、医学模式的共性特征

医学模式的演变是社会和医学发展的自然规律和必然进程，不同历史阶段的医学模式各有特点，同时也具有一定的共性特征，并影响着医学的思维和行动。

1. 医学模式产生的社会性 医学模式的产生与社会的发展进程密切相关，历史上的医学模式，都是在社会需要和医学现状的基础上实践和自觉反思的结果，其确立和变化不仅与医学科学的历史息息相关，而且与社会、经济、文化教育、科学技术、宗教、道德等诸多因素密切联系，在很大程度上反映着社会时代的特色。人类社会各项事业的发展进步，必然在一定程度上影响医学模式的产生和发展。

2. 医学模式存在的普遍性 医学模式是对健康观和疾病观的一种高度哲学概括，是一种特定的观念形态。医学模式普遍存在于人们思想中，不管是医务工作者，还是普通人，都存在着对健康和疾病的认识和态度。卫生工作者认识和理解健康和疾病问题的角度更加专业，而普通人群的医学观通常浅显而朴素。

3. 医学模式影响的广泛性 理论指导实践，理论对实践的影响是广泛的、无所不在的。医学模式是对医学实践自觉反思的结果，是对医学科学的高度认识和对其历史性的概括与总结，即系统的医学理论，这种理论对医学实践及健康相关行为会产生深远影响。医学模式影响的广泛性体现在现代医学模式中，它对医学科学与卫生事业各个领域的理论和实践工作都起着重要的指导作用，使得现代医学呈现“高综合”和“高分化”的双向并进发展态势。

4. 医学模式发展的动态性 医学模式并不是一成不变的、僵死的教条，而是动态、渐进式发展的。医学模式的这种渐进式发展符合社会和医学发展的自然规律。社会生产力的不断变革，政治文化背景的变迁，科学技术的发展和哲学思想的进步是医学模式转变与演进的动力。新的医学模式是在旧的医学模式发展到一定程度，产生的新的飞跃和突破，是不断扬弃和升华的过程，即在“医学实践－医学模式建立－医学再实践－新的医学模式建立”这一循环模式中不断演变。

第二节　医学模式的演变

医学模式的演变是一个漫长而曲折的过程。一定的医学模式在一定的时期内相对稳定，而社会历史背景的变迁、人类科学技术的进步以及哲学思想水平的整体提高，必然会带来医学模式的更替。医学模式的转变并不是单纯的替代过程，而是一个由量变到质变，不断超越、完善、升华的过程。此外，新的医学模式产生和发生作用后，旧的医学模式并不会立刻消失或失去作用，仍然会在某些人群，地域产生一定的影响。

医学经历了古代经验医学、近代实验医学和现代系统医学的不同发展阶段，医学模式也经历了神灵主义医学模式、自然哲学医学模式、机械论医学模式、生物医学模式和生物 - 心理 - 社会医学模式（图 2 -1）。这种渐进递次性演进，符合医学总体规律。随着人类对医学本质的认识更加深入，势必会有更符合科学发展需求、更适应现代人类卫生保健新模式出现。

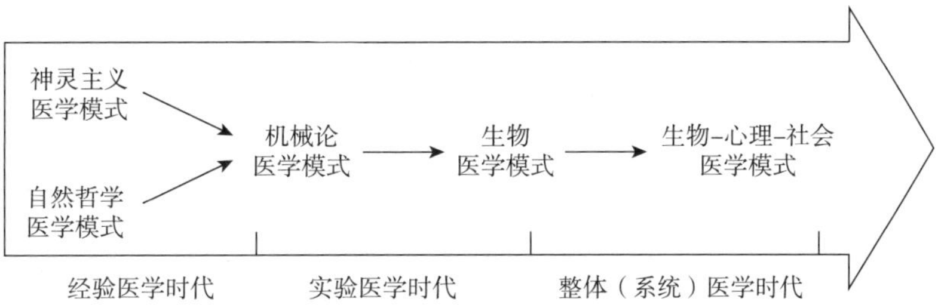

图 2 -1　医学模式演变过程

一、神灵主义医学模式

神灵主义医学模式（spiritualism medical model）是远古时代的医学模式，指先民们认为人类的生命与健康是上帝神灵所赐，疾病和灾祸是天谴神罚，对疾病的防治主要依赖求神问卜。由于生产力低下，思想蒙昧，人类祖先对自然的认识非常局限，如对风雨、雷电、山洪、地震等自然现象不能理解，对人体自身的生理现象，如生育、疾病、死亡、梦等也无法作出科学解释。受梦中景象的影响产生一种观念，即思维和感觉不是人类的自身活动，而是独立于身体之中的灵魂活动。梦是灵魂活动的反映；死亡是灵魂离开肉体，肉体死亡而灵魂不死；造成疾病的原因是魔鬼幽灵或逝者游魂的侵入。因此，人们对健康的保护方式主要是祈祷神灵的宽恕与保佑，对疾病的防治方法是把邪魔从体内驱除。例如，考古学者在南美洲和中国青海地区发掘的古人类头盖骨上都发现了钻孔的小洞，巫医使用颅骨环钻术为患者驱除邪魔是许多原始部落都运用的一种方法。在神灵主义医学模式后期，随着工具的发明和改进，虽也采用一些自然界中有效的植物和矿物作为药物使用，但大多为催吐或导泻等猛烈的方法，其主导思想仍然是驱除瘟神疫鬼，巫医在疾病的诊治中扮演着极其重要的角色。

神灵主义医学模式从本质上说是荒诞的，既未揭示人体健康与疾病的本质，也未提供疾病治疗的科学方法，但从人类医学模式演变进程上看，还是具有一定历史作用的。神灵主义医学模式是人类历史上第一个有结构的医学体系，是人类形成科学医学模式过程中不可磨灭的一环，保存和传播了人类祖先的医药经验，鼓舞和增强了先民们战胜疾病的勇气和力量。

二、自然哲学医学模式

自然哲学医学模式（nature philosophical medical model）是指把健康和疾病与人类生活的自然环境、社会环境联系起来观察和思考的朴素、辩证、整体的医学观念。随着人类社会的进步和对自然认识的加深，人们开始逐渐摆脱宗教的束缚，对自然现象有了较为理性的认识，开始用自然现象的客观存在和发展规律来观察和思考健康和疾病，这是人类由唯心主义向唯物主义的初步转变。无论古希腊医学，还是中医学说，都属于自然哲学医学模式范畴，其中最具有代表性的是古希腊的“四体液学说”和中医学的“阴阳五行学说”。

“医学之父”古希腊医生希波克拉底在《人和自然》一书中提出了万物之源的水、火、土、气和人体的黏液、血液、黑胆汁和黄胆汁相对应，人的健康、疾病和性格是四种体液混合比例变化的结果。希波克拉底的名著《空气、水、地域》提出，不健康状态或疾病是人与环境不平衡的结果，认为包括气候、土壤、水在内的环境、生活方式及营养所导致的体液失衡是人生病的主要原因。因此，医生的职责是维持人的机体的自然本性。自然哲学的思想和理论，起到驱逐神灵医学，启蒙医学科学的作用。

中国传统医学建立了“阴阳”和“五行（金、木、水、火、土）”病理学说，以及内因（喜、怒、忧、思、悲、恐、惊）和外因（风、寒、暑、湿、燥、火）等病因学说。《黄帝内经》认为，人体正常的生命活动过程体现了阴阳平衡。疾病就是内因和外因破坏了人体的阴阳平衡而导致的。“夫百病之生也，皆生于风寒暑湿燥火”，即“六淫”致病。同时，“七情”在一般情况下属于正常生理现象，但波动过于激烈或持续过长，就会导致机体多种功能紊乱而生病。中医认为，人体受自然界的影响会相应地产生生理上的适应和病理上的反应，并据此产生了中医学理论体系。

三、机械论医学模式

机械论医学模式（mechanistic medical model）是指基于机械唯物主义观点，以机械运动来解释一切生命现象的医学观和方法论。14～16 世纪的文艺复兴运动造就了一大批献身于科学事业的人，他们倡导用实验、归纳和数学方法对自然进行研究，有力地推动了科学技术的进步，为近代实验医学的兴起创造了条件，这个时期的哲学实质上已是唯物主义哲学。

这一时期机器生产代替了手工生产，人们逐渐摆脱宗教神学的束缚，转而推崇机械决定论。法国百科全书派学者笛卡儿（Descartes，1596—1650 年）和法国医生兼哲学家拉美特利（La Metrie，1709—1751 年）分别撰写了机械论医学模式代表作《动物是机器》和《人是机器》，把机体一切复杂运动简单地归纳为物理、化学变化，甚至连思维活动也被认为是一种机械运动。他们认为“人体是自己发动自己的机器，疾病是机器某部分故障失灵，需修补完善。”在机械论唯物主义哲学观的影响下，医学取得了较大进步。英国医生哈维（Harvey，1578—1657 年）发现了血液循环，德国植物学家施来登（Schleiden，1804—1881 年）发现了植物细胞，德国动物学家施旺（Schwann，1810—1882 年）发现动物细胞。19 世纪中叶，德国病理学家魏尔啸提出了细胞病理学，促进了病理解剖学的发展。

机械论医学模式突破了宗教神学、唯心主义哲学的局限，把医学由经验医学引向了实验医学时代，把实验方法应用到医学领域，促进了解剖学、生理学、病理学和外科学的迅速发展，对现代医学影响深远。但它也具有一定的局限性，人们多从机械论的角度来解释生命活动，认为保护健康就是保护机器，疾病是机器失灵，需要医生对其修补，从而忽视了生命的生物复杂性以及社会复杂性，导致对人体观察的片面性与机械性。机械论医学模式可被视为生物医学模式的初级阶段。

四、生物医学模式

生物医学模式（biomedical model）是指从生物学角度认识健康与疾病，反映病因、宿主和自然环境三者内在联系的医学观和方法论。18 世纪下半叶到 19 世纪初，资产阶级工业革命推动了生物科学的进步，尤其是细胞学说、生物进化论、能量守恒与转化定律等一系列重大发现，形成了新的科学革命，从根本上改变了人们的思维方式，为辩证唯物主义哲学观的形成奠定了基础。

工业革命推进了城市化进程，同时也带来了传染病的蔓延。19 世纪 40 年代霍乱伤寒大流行，促使法国化学家巴斯德（Pasteur，1822—1895 年）和德国微生物学家科赫（Koch，1843—1910 年）等学者开始了细菌学的开拓性研究，奠定了疾病的细菌学病因理论。人们对健康、疾病和生命有了新的认识：健康就要维持宿主、环境和病原体三者之间的动态平衡，平衡破坏就会生病。这就是著名“流行病学三角模式”，符合当时传染病为主的疾病谱。这种保持生态平衡的观念，称为生态学模式（ecological model）（图2-2）。它是从纯生物学角度考虑的生态平衡，病因是微生物；环境局限于自然环境；宿主是动物或人，而且只观察宿主的生理和病理变化。

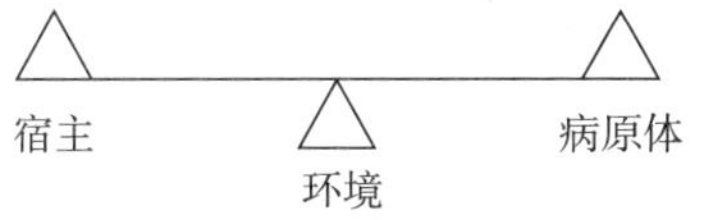

图2-2 生态学模式

生物医学推动了整个医学由经验时代迈向实验时代，促进了对人体生理活动及疾病的定量研究，为解决医学的一些重大难题提供了基础。例如在外科治疗上，消毒灭菌术显著降低了术后感染率，麻醉剂的发明和应用解决了疼痛的难题，输血技术攻克了失血难关，从而大大地提高了手术的成功率；对疾病的诊断，特别是借助于细胞病理学，至今仍然是临床诊断的决定性标准；在预防医学领域，采用杀菌灭虫、预防接种和抗菌药物三个主要武器，取得了人类第一次卫生革命的胜利，大幅度降低了急、慢性传染病和寄生虫病的发生率，平均期望寿命也显著延长。

由于生物医学的进步，产生的代表性理论有二元论和还原论。

1. 二元论 认为研究人的身体和人的精神应有合理分工，医学应将注意力放在如何通过精密的技术来测量细胞生物化学的变化，来解释患者的症状与体征，并干预这些变化来恢复患者的健康，但不关注患者的心理和社会状况。

2. 还原论 进一步把人体分解为不同的系统、器官、细胞、分子，认为复杂的生命现象必须用物理的、化学的方法来研究和解释功能改变的因果关系。疾病被当作一种静止的因果结局，而不是一个动态的变化过程。

在生物医学模式指导下，生物科学的发展进入了一个崭新的历史时期，生物学、解剖学、组织学、胚胎学、生理学、细胞学、生物化学、病理学、免疫学、遗传学，以及现代分子生物学等生物科学体系逐步形成。但随着疾病谱和死因谱的转变，心脑血管疾病、恶性肿瘤、意外伤亡、呼吸系统疾病成为危害人类健康的主要疾病，生物医学模式已无法完全解释和有效解决这些疾病的发生与发展，其片面性和局限性日益显现。

生物医学模式认为，每种疾病都必然并且可以在器官、细胞或分子上找到可以测量的形态学或化学改变，都可以确定生物的或理化的特定原因，都应该能够找到治疗的手段。但是慢性非传染性疾病的致病原因不仅仅是单纯的生物因素，还在很大程度上受社会环境因素、个人行为与生活方式因素、心理因素等许多因素的影响。即使是以生物因素为主要因素的传染性疾病，如性传播疾病、艾滋病和结核病的流行与防治，也受到社会心理、行为方式等因素的制约，有许多疾病的生物因素要通过社会与心理因素而起作用。疾病与病因的关系已由单因单果向多因单果、单因多果和多因多果转变，更符合现代医学发展的新模式必将产生。

第三节 生物-心理-社会医学模式与健康观

生物-心理-社会医学模式（bio-psycho-social medical model）又称为现代医学模式，是指从生物、心理、社会等方面来观察、分析、思考，以及处理健康与疾病相关问题的医学观和方法论。

一、生物 – 心理 – 社会医学模式的产生背景

（一）疾病谱和死因谱的转变

生物医学模式使传染病的防治取得技术性突破，一些烈性传染病和寄生虫病得到有效控制，全球疾病谱和死因谱发生了显著改变。影响城乡居民健康的主要疾病已由传染性疾病转变为慢性非传染病，恶性肿瘤、心脑血管疾病占据了疾病谱和死因谱的主要位置（表 2 – 1，表 2 – 2）。与传染性疾病不同，慢性非传染性疾病的病因复杂，除了与特异性生物因素有关外，个体的行为生活方式、心理因素乃至社会经济条件等都与疾病的发生、发展与转归密切相关。因此，只关注生物因素的生物医学模式已不能解决当今人类的健康和疾病问题，还须考虑生物、心理、社会的综合因素对人体健康的影响。

表 2 – 1　1957 年和 2021 年我国部分城市居民前五位死亡原因对比

顺位	1957 年			2021 年		
	死因	死亡率（1/10 万）	构成比（%）	死因	死亡率（1/10 万）	构成比（%）
1	呼吸系统疾病	120.3	16.9	心脏病	165.4	25.6
2	传染病	111.2	15.4	恶性肿瘤	158.7	24.6
3	消化系统疾病	52.1	7.3	脑血管疾病	140.0	21.7
4	心血管疾病	57.2	6.6	呼吸系统疾病	54.5	8.5
5	脑血管系统	39.0	5.5	伤害	35.2	5.5

表 2 – 2　1990 年和 2021 年我国农村居民前五位死亡原因对比

顺位	1990 年			2021 年		
	死因	死亡率（1/10 万）	构成比（%）	死因	死亡率（1/10 万）	构成比（%）
1	呼吸系统疾病	159.7	24.8	心脏病	188.6	25.4
2	恶性肿瘤	112.4	17.5	脑血管疾病	175.6	23.6
3	脑血管疾病	103.9	16.2	恶性肿瘤	167.1	22.5
4	心脏病	69.6	10.8	呼吸系统疾病	65.2	8.8
5	损伤和中毒	68.5	10.7	伤害	53.0	7.1

（二）健康需求的普遍提高

人们对卫生服务需求的变化是与社会经济、文化教育等呈正相关的。随着生产力的发展和生活水平的提高，人们的健康需求也日益多元化，已不仅仅满足于疾病的防治，还要求合理的营养、安全的劳动条件、健康的生活方式、有利于身心健康的人际关系和社会心理氛围，在延长寿命的基础上，更加注重提高生命质量。因此，医疗卫生工作必须面对多样化的健康需求，进一步扩大医疗卫生服务的范围，从治疗服务扩大到预防保健服务，从生理服务扩大到心理服务，从院内服务扩大到院外服务，从技术服务扩大到社会服务，以全面满足人们的生理、心理和社会的健康需求。这种需求还会随着社会发展进一步扩展，成为医学模式转变的推动力量。

（三）医学发展的社会化

医学是社会性的事业，承担着社会成员的保健职能。但是长期以来，卫生事业局限于个体疾病的治疗。随着城市化的发展，生产和生活消费行为的进一步社会化，公共卫生和社会保健问题日益突出，人类与疾病的斗争日益突破个人活动的局限，成为整个社会关注的重大民生问题。许多健康问题已经无法

依靠传统医疗卫生技术予以解决，只有动员全社会力量，采取综合社会化的措施才能取得成效。环境保护、社会保障、教育就业等整个社会系统都承担着保健职能，只有把卫生保健事业纳入社会大系统内，通过医学的社会化，才能较好地得到解决。目前，人们越来越感到人类具有许多共同的健康利益，卫生全球化、一体化的趋势正是这种共同健康利益作用的必然结果。生态环境保护问题，一些全球性高发病、严重传染病的共同防制，更使医学社会化的趋势不断加强。这种趋势必然要求突破生物医学模式的局限，形成全人类共同参与的社会健康工程。

（四）医学学科的内部融合和外部交叉发展

临床医学和公共卫生应该是医疗卫生体系的两个重要组成部分，然而长期以来，两者之间都存在割裂现象，医学领域更注重生物医学治疗的研究，而公共卫生则逐渐被边缘化，成为制约我国公共卫生事业发展的重要因素。面对当今传染病和非传染病的双重挑战，通过观念融合、教育融合、机制融合、业务融合和制度融合，来实现临床医学和公共卫生融合的趋势越来越明显。把预防和临床工作人员联系在一起，促使不同知识结构的相互交流，使人们从经验思维、实验分析思维进入综合思维，形成立体化、网络化、多层次、多视角的思维方式，也形成了对生物、心理、社会因素综合作用的思考。

医学认识手段的现代化，使对疾病的认识在一定程度上摆脱了过分依赖个体经验，加强分工协作，不同专业人员共同参与对疾病的考察，以及他们之间实现认识上的互补，为多学科参与医学实践提供了可能，为心理学家和社会学家参与医学实践提供了可能。所有这些医学学科内部的融合和外部的交叉，都把现代自然科学和社会科学的理论和技术带入医学领域，将人们观察健康与疾病问题的视角向社会和心理领域延伸和拓展。

二、生物－心理－社会医学模式的凝聚过程

（一）布鲁姆提出的环境健康医学模式

1974 年，布鲁姆（Blum）提出了环境健康医学模式。他认为环境因素，特别是社会环境因素，对人们健康、精神和生理发育有重要影响，提出了包括环境、遗传行为与生活方式和医疗卫生服务这四大因素的环境健康医学模式。环境因素包括社会环境因素和自然环境因素，是影响健康的最重要因素。各因素的箭头粗细表示了它们对健康影响的强弱程度（图 2－3）。

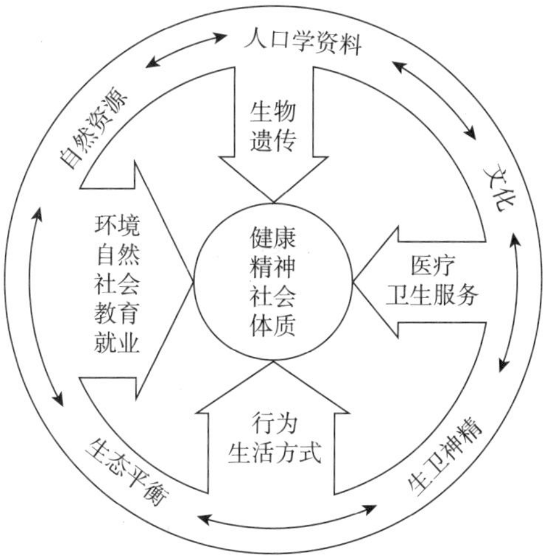

图 2－3　环境健康医学模式

（二）拉隆达和德威尔提出的综合健康医学模式

为了更加全面地说明疾病发生的原因，拉隆达（Lalonde）和德威尔（Dever）对环境健康医学模式进行了修正和补充，在20世纪70年代末提出了卫生服务和政策分析相结合的综合健康医学模式，系统地论述了疾病流行和社会因素的相关性。按照综合健康医学模式，影响人类健康与疾病的因素主要有四大类，每一大类又可以细分为三个因素，共计十二个因素（图2－4）。

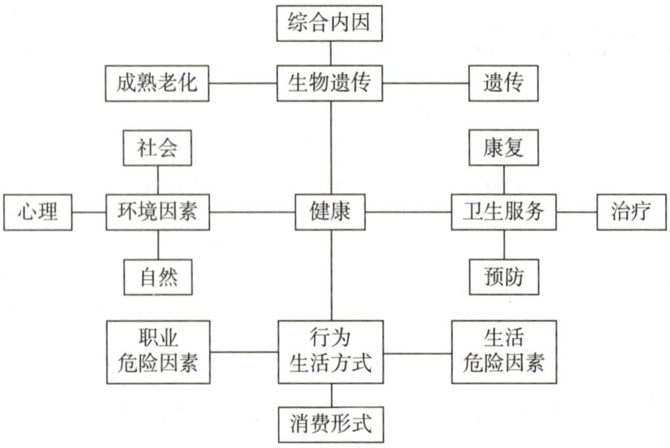

图2－4　综合健康医学模式

（三）恩格尔提出的生物－心理－社会医学模式

1977年美国精神病学和内科学教授恩格尔（Engel）在《自然》杂志上发表了题目为“需要新的医学模式：对生物医学的挑战”的文章，文中批评了生物医学模式的局限性，提出生物医学模式应该逐步演变成为生物－心理－社会医学模式。恩格尔认为：“为了理解疾病的决定因素，以及达到合理的治疗和卫生保健模式，医学模式必须考虑到患者，患者生活的环境，以及由社会设计一个弥补系统来对付疾病的破坏作用，即医生的作用和卫生保健制度。”这就是说，人们对健康与疾病的理解，不仅包括对疾病的生理（生物医学因素）解释，还应包括患者（心理因素）、患者所处的环境（自然和社会环境因素），以及帮助治疗疾病的卫生保健体系（医疗卫生服务因素）。生物－心理－社会医学模式的建立基于系统论的原则，认为健康或疾病是从原子、分子、细胞、组织系统到人，以及由人、家庭、社区、社会等构成概念相联系的自然系统。在这个系统中，不再是简单线性因果模型，而是互为因果、协同制约的立体化网络模型。健康反映为系统内、系统间高水平的协调。恢复健康不是回到患病前的状态，而是代表一种与病前不同的新的系统协调。

三、生物－心理－社会医学模式的基本内涵

1. 揭示了医学观的动态性　医学模式的每一次演变，都要经历漫长的过程，不断推陈出新、与时俱进，才符合科学发展的规律。新医学模式的提出并得到医学界广泛认同的事实表明，医学模式发展的是动态的，也是渐进的。当前，我们认为生物－心理－社会医学模式是全面的、先进的、科学的。将来随着社会的继续发展，我们又会发现它的局限性，从而进一步完善现代医学模式，使其在更广泛的范围内、更深入的程度上推动人类医学事业的发展。

2. 肯定了生物因素的基础性和价值　生物－心理－社会医学模式强调社会与心理因素作用的前提是肯定生物因素的价值。过去100多年来，人类依赖生物医学手段取得过辉煌的成就。现在对新的医学模式的接受，并非否定旧的模式，而是在原有的基础上有所创新、有所前进。生物因素对健康的影响不

是唯一的，只是其中的一部分。生物医学的手段，将继续在新的模式指导下，发挥其应有的作用。随着生物医学技术的进步，在人类自身健康水平的提高，疾病与痛苦的缓解与消除等方面，生物医学仍将起着不可替代的作用。

3. 强调了心理、社会因素的重要作用 生物－心理－社会医学模式不是用心理和社会因素取代生物因素，也不否定生物因素的重要作用，而是对片面单一以生物因素为医学核心的观念进行修正，给予心理、社会因素在医学思维与认知中应有的地位。该模式既重视人类生命活动的生理基础，又强调了人作为社会人，其生理活动与心理活动相互依存的关系。充分肯定了心理和社会因素对人类疾病，特别是慢性非传染性疾病的重大影响。

4. 全方位探求了人类健康与疾病的因果关系 生物－心理－社会医学模式认为，人不仅是健康与疾病的载体，而是有物质、有精神的活生生的个体。人既有生物属性又有社会属性，人的健康与疾病离不开社会和心理因素的影响，而健康的恢复也离不开社会和心理因素的支持。是否把人置于社会关系中去考虑，是否把健康问题看作一个社会性问题，是新旧模式的分水岭。孤立地采取生物性措施，还是在社会支持下使用综合性措施，这两者的指导思想不同，产生的结果和效果也会大不相同。

四、生物－心理－社会医学模式对医学实践的指导意义

1. 对临床工作的影响 长期以来，受生物医学模式的影响，临床医学对病因的分析往往注重生物因素，而忽视了社会、心理因素。在医疗服务实践中，临床工作者存在依赖实验室和仪器设备的检查，偏重于对器质性病变治疗的现象，忽视心理和社会方面的综合干预，在一定程度上阻碍了临床医学的进步。生物－心理－社会医学模式要求临床医师了解患者疾病的同时，还应从患者的社会背景和心理状态出发，对患者所患疾病进行全面的分析及诊断，从而制定有效的、综合的治疗方案。这就使临床医学逐步脱离孤立的生物医学思维方法，通过对患者的生理、心理和社会因素作用的全面观察分析，提高治疗效果。

2. 对预防工作的影响 生物－心理－社会医学模式对预防医学理论的拓展起到了积极作用，推动预防医学从生物病因为主导的防治模式拓展到生物、心理、社会的综合防治模式。在生物－心理－社会医学模式的指导下，预防医学建立了“高危”的观点，产生了三个非常重要的专业名词，即高危环境、高危因素、高危人群。对危险因素进行分类管理和有效控制可降低人群发病和死亡水平，提高人群健康水平和改善生命质量。

三级预防策略的观念强调对危险因素的有效干预和防范，而疾病的危险因素是多维度的。许多预防工作奏效与否，社会因素起着决定性作用。因此，需要用社会“大卫生”观念指导预防工作，调动全社会多部门共同参与。改变预防保健工作只重视生物、物理、化学等自然环境因素的作用，而忽视不良的心理、行为及社会因素对人群健康的影响的认识误区和工作盲区，采取生物、心理、社会综合的预防策略和措施，更全面、有效地提高预防效果。

3. 对卫生服务的影响 生物－心理－社会医学模式对卫生服务的影响可归纳为4个扩大，即从治疗服务扩大到预防保健服务，从生理服务扩大到心理服务，从院内服务扩大到院外服务，从技术服务扩大到社会服务，从而全面满足人们日益多元化的卫生服务需求，达到提高居民生活质量和健康水平的目的。

4. 对医学目的的影响 在生物医学模式下，医学以治愈疾病为目的。人们对于健康和疾病的理解过于片面，忽视生命的质量，不能正确看待和接受死亡，重视治疗而轻预防，过度追求技术发展，造成医疗费用的不断上涨，走向了医疗可及、普惠、公益性的反面。在生物－心理－社会医学模式的指导下，反思医学的目的，将其纳入社会可持续发展的大系统中去调整和完善。成熟的医学应该是有节制

的、谨慎的、社会可承受的、经济上可支撑的、公正和公平的医学。因此，医学目的或者生物－心理－社会医学模式的医学优先战略是：预防疾病和促进健康；解除疼痛和疾苦；治疗疾病和对不治之症的照料；预防早死和提倡安详地死亡。

5. 对医学教育的影响 1995年，WHO提出现代医学教育培养的专业人才，要在态度、知识、能力三个方面适应医学模式的转变。WHO提出的医学教育改革包括三个方面：①医疗卫生服务体系必须进行改革以适应21世纪的需要，医学教育的改革必须与卫生服务体系的改革同步进行，否则改革就收不到预期的效果。②现代医生必须是“五星级”的医生，即医疗服务提供者、决策者、信息传播者、社区领导者、卫生服务管理者。③医学教育自身必须进行改革。通过学科建设和调整，加强医学人才全面素质的培养，加强医学生人文科学素养、综合能力以及创新能力的培养，树立终身教育的观点。纠正医学本科教育阶段的专科医生导向而忽略全科医生基础培训的状况，将专科医生和全科医生的培养放在同等重要的位置。

医学教育的评价标准必须是社会效益。21世纪以来，全国许多的医科院校并入综合性大学，为医学生吸收其他学科知识带来了便利，此外，我国的医学教育课程体系包括了越来越多的非医学课程、内容更为丰富的综合性社会实践、医学生预防医学课程强化等。在生物－心理－社会医学模式的指导下，建立起以人为本，基础医学、临床医学和预防医学融会贯通，工科、理科、人文科学与医学交叉的开放式医学教育体系。

知识链接

加快医学教育创新发展，优化医学人才培养结构

2020年9月，国务院办公厅印发《关于加快医学教育创新发展的指导意见》，提出把医学教育摆在关系教育和卫生健康事业优先发展的重要地位，立足基本国情，以服务需求为导向，以新医科建设为抓手，着力创新体制机制，分类培养研究型、复合型和应用型人才，全面提高人才培养质量，为推进健康中国建设、保障人民健康提供强有力的人才保障。

《意见》提出四个方面17条改革举措，其中第一方面即为全面优化医学人才培养结构。要求提升医学专业学历教育层次，加强医学学科建设。加大全科医学人才培养力度，加快培养防治结合全科医学人才，加强面向全体医学生的全科医学教育，加快推进全科医生薪酬制度改革。加快高水平公共卫生人才培养体系建设，依托高水平大学布局建设一批高水平公共卫生学院。加快高层次复合型医学人才培养，促进医工、医理、医文学科交叉融合。这与生物－心理－社会医学模式的医学观相一致。

五、生物－心理－社会医学模式的健康观

健康观是建立在一定医学模式基础上的，是对健康与疾病的本质性认识，并随着医学模式的演变而改变。

（一）消极健康观

“没有病”就是健康，被称为消极的健康观，是生物医学模式的健康观。长期以来，人们认为疾病与健康是相互排斥的，健康等于无病，无病等于健康。用这种观点确定一个人群的健康状况，只要识别出其中的患者，余下的就是健康人。这是一种剩余模式的思维方法，它有许多不足之处。首先，个人不可能感知到所有的疾病，医生诊断疾病也受其经验、水平及诊治条件等限制，因而将没有“发现”疾病的人认为是健康显然不妥。第二，许多疾病在早期阶段并不会表现出症状，不能及时发现，导致人们满足于“扩大化”了的健康，因而削弱了人们主动促进健康的积极性。第三，健康和疾病是人类主体

的两个方面，并不是独立互斥的关系，以有无疾病来定义健康过于简单化。

（二）积极健康观

1948 年世界卫生组织成立时的宪章中指出："健康不仅仅是没有疾病和不虚弱，而且是一种躯体上、心理上和社会适应方面的完好状态。"1990 年世界卫生组织的宣言指出，健康还要包括良好的道德品质。因此，现代人的健康观是整体健康，其定义可以概括为：健康不仅是躯体没有疾病，还要兼具心理健康、社会适应良好和有道德。健康的这一定义，兼顾了人的自然属性和社会属性，是适应生物－心理－社会医学模式的健康观，也是积极的健康观，它包含了四个维度。

1. 躯体健康 指躯体结构的完整和生理功能正常，具有生活自理能力。躯体健康具有相对性，人体在与环境相互作用的过程中，不断调节各组织和器官的功能，达到相对平衡。人类社会在发展，科学在进步，人们对疾病的认识也不断深化，所以不可能对躯体健康制定一个永恒的标准。目前，人们认为的躯体健康只是基于当代医学技术手段的发展水平进行观察和测量，如果未发现异常，即认为是躯体健康。

2. 心理健康 指个体在适应环境过程中，保持的一种持续的、相对稳定的，知、情、意协调，并与周围环境相适应的良好状态。心理的完好状态主要有三方面的含义：①正确认识自我，不过分高估或低估自己，自信勇敢，敢于面对困难和逆境，对事业有追求，有责任感；②正确认识环境，个人要对过去的、现在的以及将要发生的一切事件和事物有客观的和一分为二的认识。③及时适应环境，能做到及时调整自我状态以适应环境，达到自己的心理与环境相协调和平衡的过程。

3. 社会适应能力 指有良好的人际交往与社会适应能力，表现为生活、学习和工作适应能力强，有积极的处事态度，与社会广泛接触，对社会现状有较清晰和正确的认识，能及时转换角色以适应环境，能有效应对日常生活和工作中的压力，人际关系和谐，生活满意度高。

4. 道德健康 WHO 将道德修养作为精神健康的内涵，其内容包括："健康者不以损害他人的利益来满足自己的需要，具有辨别真与伪、善与恶、美与丑、荣与辱等是非观念，能按社会行为的规范准则来约束自己及支配自己的思想行为。"

健康是一个动态的、连续变化的过程。疾病和健康之间没有绝对的分界线，并在一定条件下相互转化。健康的定义也会随着社会的发展和医学模式的演变进一步完善。

练习题

答案解析

1. 简述医学模式演变的过程。
2. 简述生物－心理－社会医学模式的产生背景和对医学实践的指导意义。

（唐　雯）

书网融合……

本章小结　　微课　　题库

第三章　社会医学研究方法

PPT

学习目标

知识目标

1. 掌握　社会医学研究的常用方法、社会医学的研究步骤、问卷的主要类型与一般结构。

2. 熟悉　定量研究的特点与主要方法、问题的种类和答案的格式、问卷设计的常见错误、定性研究的特点。

3. 了解　常用的定性研究方法。

能力目标

能够运用社会医学的研究方法，分析各种主要社会人群的社会医学问题，为制定健康相关的社会政策提供切实的依据。

素质目标

通过本章的学习，坚守初心，树立诚信意识，维护学术尊严。

情景导入

情景：我国在心脑血管疾病、癌症、慢性呼吸系统疾病、糖尿病等多个领域实施专项行动，形成多病共防、多病共管的慢性病防治政策体系；以慢性病综合防控示范区建设为抓手，加强地方政府对慢性病防治工作的领导，推动多部门协作，完善防控措施，全面提升防控成效；不断完善慢性病与营养监测、肿瘤随访登记、死因监测等慢性病相关监测体系，全面监测国家重大慢性病发病、患病、死亡状况和危险因素流行水平及其变化趋势，为制定完善卫生健康领域相关政策提供依据；在国家和省、市、县层面全面实施重点癌症早诊早治、心脑血管疾病防治、慢阻肺高危筛查和儿童口腔疾病综合干预等重大公共卫生项目，不断完善服务体系，重大慢性病过早死亡率从 2015 年的 18.5% 下降到 2021 年的 15.3%，降幅达 17.3%。

思考：1. 应该如何收集资料并衡量社会因素对慢性非传染性疾病的影响程度？

2. 如何开展慢性非传染性疾病卫生策略效果评价的调查研究？

第一节　研究方法概述

社会医学作为一门医学与社会科学的交叉学科，综合运用社会学、心理学、管理学等多种研究手段，结合生物医学研究方法，从多维的角度研究人群健康状况及其影响因素，体现出多学科的特点。

一、社会医学常用的研究方法

（一）调查研究

调查研究简称调查，是社会医学最主要的研究方法。它是在某一特定现场的人群中，利用一定的工具和手段收集研究所需资料的过程。其主要特点是所研究的问题和因素是客观存在的。

调查研究比较常见的分类方法有：根据调查结果的分析，可分为定性调查和定量调查；根据调查的目的看，可分为现况调查、病因学研究等；根据调查事件的时间序列，可分为回顾性调查和前瞻性调查；根据具体收集资料的方法，可分为观察法、访谈法、信访法等。

（二）实验研究

实验研究根据研究对象的不同，可分为动物实验和人群试验；根据研究场所的不同，可分为临床试验和现场试验。社会医学主要进行现场试验研究，即社区干预试验，通过对干预人群施行某项社会卫生措施，并与对照人群进行比较，从而观察该措施对人们的行为和健康状况的影响，以验证某些危险因素与健康的因果关系及社会卫生措施的有效性。其特点主要包括：研究者可以对试验组施加人为的干预因素；设立对照组；可以对研究对象实行随机化分组。

（三）特有的综合评价研究

社会医学不仅需要调查人群中客观存在的问题及其因素，还需要综合评价这些问题及因素的影响程度，在评价的基础上提出并实施相应的社会卫生措施，同时对这些卫生措施的效果进行评价。因此，除了采用一些通用的评价技术外，社会医学还发展了一些学科特有的综合评价方法。

1. 健康危险因素评价 是一种定量评价影响人群健康的危险因素的方法。该方法通过研究危险因素与慢性病发病率及死亡率之间数量依存关系及其规律性，研究在生物遗传、环境、行为生活方式以及医疗卫生服务等方面存在的各种危险因素下，人们发生死亡的概率，以及当改变不良行为生活方式、消除或降低危险因素时，危险程度的降低情况，其目的在于指导人们改变不良健康的行为，减少危险因素，从而提高健康水平。

2. 生命质量评价 是建立在一定的文化价值体系上的，其评价内容一般包括生理功能、心理功能、社会功能、主观判断与满意度等方面，主要采用主观指标进行自我评价。

3. 卫生服务评价 是影响健康的重要因素之一，其对健康的影响与其他因素相比有一定的特殊性，为了更好地评价卫生服务因素对人群健康的影响，发展了卫生服务评价方法。卫生服务评价主要从卫生服务需要、卫生服务利用、卫生服务资源三个方面进行评价，并通过比较它们之间的关系和平衡来进行综合评价。

（四）德尔菲法

德尔菲法（Delphi）是在专家会议预测法的基础上发展而来，其核心在于专家独立评价，但又相互了解、逐渐取得一致。具体做法是：在设计好专家咨询表的基础上，通过多轮函询征求专家对某一问题的意见，汇总每一轮的意见，剔除专家共同否定的问题，增加专家提出的新建议，在下一轮函询时随函询表寄给专家供其在评价时参考、通过 2 ~ 4 轮的反复评价，使专家的意见逐渐趋于一致，最终达到研究的目的。

德尔菲法的成功应用关键在于专家的选择，因为它是一种主观评审法，评议者对被评价事物本身的了解至关重要。如果参与评价的专家对被评事物一无所知或知之甚少，就可能会影响到评价的准确性。许多被评价的事物涉及方方面面，若只选择某一方面或某些方面的专家，可能会导致评价结果具有局限性。因此，在专家的选择上应特别注意，此方法中所谓的专家应该是对所研究事物充分了解的“知情人”，要尽可能将各利益相关集团的“知情人”纳入专家组。一般来说，评价的精确度与专家的人数呈函数关系，随着专家人数的增加，精确度会提高，但随着专家人数的增加，意见的收集难度也会增加。因此，根据现有文献报道，专家的人数最好控制在 15 ~ 50 人。

（五）文献研究

文献研究是根据研究课题的需要而有目的、有计划地查阅文献资料的一种科学研究方法，具有明显的间接性、无干扰性和无反应性。文献研究利用各种信息渠道收集研究所必需的文字、影像、语音等资料，运用综合整理、分析、归纳等手段，最终达到研究目的。常见的研究工作之一文献综述就属于典型的文献研究。在使用文献资料时，需要区分第一手资料和第二手资料。在当前大数据时代，文献研究获取资料的途径多种多样。然而，各种途径的文献资料质量参差不齐，有些可能有偏误，甚至完全错误。因此，对于文献研究收集到的资料，需要甄别其质量优劣，去伪存真。

文献研究可作为一种独立的研究方式或类型，但更多地被视为其他研究的“前奏”。研究者在确定课题以及设计调查方案时，通常需要收集国内外相关文献，以便于了解该研究领域的历史和现状。因此，从广义上讲，任何研究都离不开文献研究，只是在使用文献资料的程度和范围上有所差异。

二、社会医学研究步骤

社会医学的研究遵循科学研究的通用步骤，包括课题选择、制定研究方案、收集资料、分析资料、解释结果五个步骤。

（一）课题选择

一项具体的社会医学研究始于课题的选择，课题一旦确定，研究的目标和方向也随之确定。因此，课题的选择是否得当，往往决定了研究的成败。确定课题可以通过查阅资料、实地调查、学术交流等方式来发现问题并提出，也可以针对工作中存在但尚未得到解决的实际问题提出研究课题，但并非所有发现的问题都值得研究，也不是所有问题都能进行研究。这涉及对课题的评价和可行性论证。

1. 课题评价 评价一个课题是否值得研究，可根据三个原则来衡量。

（1）需要性原则 需要性指的科学研究，旨在满足社会实践或促进科学发展的需要，体现了科学研究的目的性。社会实践的需要即在实际工作中发现的对人群健康状况影响最大的问题，科学发展的需要是出现一些事实与现有理论之间有矛盾的问题。

（2）创造性原则 创造性是科学研究的价值体现，它要求研究题目应该是新颖的、首创的，国内外尚无人研究的。要使课题具备创造性，需要注意两点：首先，要详尽占有资料，充分了解同类研究的现状，从中找出空白和薄弱之处，发现新的问题；其次，要具备科学思维，拥有怀疑精神，敢于挑战传统观念的束缚。

（3）科学性原则 科学性是保证科研方向正确无误的前提，它是科学研究的基础。研究课题必须建立在客观事实和理论的基础之上。

2. 可行性论证 可行性指完成某一研究问题必须具备一定的主、客观条件。主观条件包括研究人员的专业知识及各种技能等。客观条件主要指科学发展水平、各方面资料的积累，以及有关人力、物力的配备和调查是否能够进行等因素。

（二）制订研究方案

“凡事预则立，不预则废”，课题确定之后，下一步不是立即深入社会医学生活实践中开展研究，而是思考如何解决课题，以及如何进行研究，只有制定周密、完整和科学的研究计划，才能确保研究工作的顺利进行，因此，研究者需要根据已经选择的研究问题，制定出一套科学的研究方案。

研究方案的设计，包括确定技术路线、实施计划以及资料整理与分析计划三个方面。技术路线是对研究方案进行的整体规划，以确保研究按计划、分步骤、有条不紊地进行，从而保证课题的科学性和可行性。实施计划包括确定研究对象与范围、抽样方法及样本大小、研究工具的设计、资料收集方法及质量控制措施等内容；资料整理与分析计划包括设计分组、设计整理表、归组方法等。

社会医学的研究常采用抽样调查。抽样方法分为概率抽样和非概率抽样。在概率抽样中，每个对象被抽中的概率是已知的，而在非概率抽样中则是未知的。

1. 概率抽样

（1）概率抽样的概念　概率抽样是依据概率理论，从研究总体中抽取一部分具有代表性的观察个体组成样本，然后用样本推断总体的特征，以确定样本的精确性。

（2）概率抽样的优缺点

1）优点　调查者可抽取不同年龄、不同层次的调查对象，从而获取更丰富的信息；能估算抽样误差；对抽样得到样本的调查结果可以推断总体。

2）局限性　概率抽样往往比非概率抽样的费用高；并且实施起来较为复杂，需要制定详细的计划；收集资料所需的时间也较长。

（3）概率抽样的分类　概率抽样主要分为单纯随机抽样、分层抽样、系统抽样、整群抽样等。

1）单纯随机抽样　又称简单随机抽样，是根据等概率原则直接从总体中随机抽取部分观察单位组成样本，即总体中的每个单位被抽中成为样本的概率是相等的，并且每个单位是独立选取的。可借助随机数字表或计算机产生随机数来进行。其优点在于操作简单，统计计算方便，误差分析相对容易。缺点是当总体数量大时，逐一编号较为复杂，而且抽到的编号往往分布不均匀。因此，单纯随机抽样仅仅适用于总体数量较小的抽样调查；相比其他概率抽样方法，其精确度较低，抽样误差较大。

2）分层抽样　也称类型抽样，是将研究总体中按一定特征分为若干个类型或层次，然后从每一层中随机抽取个体来组成样本。分层抽样适用于总体复杂、个体之间差异较大、个体数量较多的情况。其优点在于抽样误差小，各层次可以独立进行分析，能够提高样本的代表性，提高对总体参数的估计精度和抽样方案的效率；缺点是操作较为繁琐，需要事先对总体进行分层，并要了解各层的人数及一些指标的变异度。

3）系统抽样　又称机械抽样或等距抽样，是将研究总体的每个个体按一定顺序编号，然后按照抽样间距分成 N 个部分，从第一部分中随机抽取第 m 个个体，接着以相同的间隔机械地从其他部分各抽取一个个体组成样本。系统抽样相对于单纯随机抽样而言，工作量较小，更易于实施。同时，样本在总体中的分布更均匀，因此抽样误差更小，结果更精确。然而，当观察单位按照顺序具有某种变化趋势时，容易产生偏差。

4）整群抽样　又称聚类抽样，是将研究总体划分成多个小的群体，然后从这些群体中随机抽取若干个群体，对被抽中群体中的所有个体进行调查的抽样方法。这种方法要求各群体之间差异较小，而群体内个体间具有差异性。

2. 非概率抽样

（1）非概率抽样的概念　非概率抽样没有依据概率理论，通常是研究者根据实施的便利性或主观愿望等因素来选择调查样本，由于未遵循随机原则，因此样本不具有代表性，其调查结果无法推断总体。

（2）非概率抽样的优缺点

1）优点　非概率抽样简单易行、成本低、省时间，在统计方面也比概率抽样简单。

2）局限性　非概率抽样无法排除调查者主观因素的干扰，无法客观测量样本的代表性，其样本调查结果无法推断总体。

（3）非概率抽样的分类　非概率抽样主要分为方便抽样、定额抽样、立意抽样、雪球抽样等。

1）方便抽样　又称偶遇抽样，是指研究者根据实际实情况，采用最便捷的方式获取样本的抽样方法，可以抽取偶然遇到的人，或者选择距离最近的、最容易接触到的人作为研究对象，如邻居、朋友、同事等。这种抽样方法简单易行，但对总体的代表性较差。

2）立意抽样　又称目的抽样或判断抽样，是指研究者根据自己的主观判断、经验和知识，从总体中选择具有典型代表性的单位作为样本的一种抽样方法。因为与研究目的有关，所以研究者的判断非常重要。

3）雪球抽样　是指通过选择符合研究要求的特定研究对象，再通过他们去选择研究对象，使得样本数量不断增加的方法。这种情况一般用在某些研究对象难以寻找的研究中，例如针对一些特殊的调查对象酗酒者、艾滋病患者等，难以有效地安排随机调查时，可以采用雪球抽样，通过以一触十，以十触百，类似“滚雪球”的方式抽取样本。

4）定额抽样　又称配额抽样，研究者需要先按照研究对象的某种特征，将总体划分成若干类，然后按一定的比例在各类中分配样本单位数额，并按各类数额在每类中任意或主观抽样的方法。

（三）收集资料

研究方案确定后，应严格按照调查设计进行调查并收集资料。在资料收集过程中，需要及时进行复核、复查及补漏，以确保原始资料的完整性和准确性。在进行大规模调查之前，通常会进行小规模的预调查，以评估问卷设计的合理性和可行性，必要时对问卷进行进一步修改和完善。

（四）分析资料

在进行研究资料的统计分析时，应根据研究课题设计的要求，结合资料的性质和分析目的，选择合适的统计方法对资料进行整理和分析，这样可以使原始资料系统化、条理化，计算各项统计指标，进而用样本信息推论总体的各种特征。

（五）解释结果

通过对资料进行分析，最终得出所研究的问题的正确结论并进行解释，阐明本次研究的目的，并提供需要进一步研究的线索或科学依据。最后，根据调查研究的结果，提出解决问题的建议，供有关人员和机构参考。需要注意的是，人体健康和疾病之间的关系通常较为复杂，病因与疾病之间可表现为单因单果、单因多果、多因单果、多因多果等多种形式，因此，在对研究结果下结论时需要谨慎，以保证对研究假设做出科学的评估。

第二节　定量研究

一、定量研究的概念及特点

（一）定量研究的概念

定量研究（quantitative research）是指通过调查收集人群发生某种事件的数量指标，或者探讨各种因素与疾病和健康的数量依存关系的研究。

（二）定量研究的特点

1. 定量研究的优点

（1）研究的重点在于验证假设，一般有较为严密的逻辑架构，注重事物的结果。

（2）具有较高的标准化和精确化程度。

（3）研究结果可以用具体指标表达，用概率统计的方法进行检验。

（4）具有较好的客观性和科学性，有较强的说服力。

2. 定量研究的局限性

（1）需要花费较多的人力、财力和时间。

（2）通常采用标准化的调查工具，在实际调查中很难添加或更改调查内容，因此难以深入了解事物的深层次信息，也较少能够收集到意料之外的新信息。

（3）社会因素的多样性，以及社会因素对健康或疾病影响的复杂性，导致社会因素与健康及疾病的关系很难用定量结果加以解释。

（4）一些健康相关的社会因素及医学问题难以用数据指标表达。

二、定量研究的主要方法

（一）访谈法

访谈法（interview）是指通过有目的的谈话来收集资料的过程。在这种方法中，调查者根据事先设计的调查表或问卷，对调查对象逐一进行询问来收集资料，因此，这种访谈又被称为问卷访谈或结构式访谈。

根据访谈时的具体场所或介质不同，访谈法分为面对面访谈法和电话访谈法。

1. 面对面访谈法

（1）面对面访谈法的概念　面对面访谈是社会医学研究中最常用的问卷调查方法，通过调查者与被调查者直接面对面的交流来收集信息。在这种方法中，调查者根据预先设计的调查表或问卷逐项询问被调查者，根据其回答填写调查问卷，完成调查。其基本特征是有详细的调查表和进行面对面的访问。

（2）面对面访谈法的特点

1）面对面访谈法的优点

①面对面访谈法具有较高的灵活性，调查员可以针对问卷中容易引起误解或不理解的内容进行必要的说明和解释，同时可在访谈中及时纠正和完善被访谈者对问题的回答。

②面对面访谈法适合各种文化程度的被调查对象，包括文盲和不愿用文字回答问题者。

③由于调查员可以督促被调查者的回答，并对不合作者以进行说服，同时不需要被调查者自己填写问卷，问卷填答之后可以立即收回，因此问卷回收率较高。

④面对面访谈过程中，调查员可以根据被调查者的姿势、语气、表情等非文字信息来判断其回答的真实性。

⑤通过面对面的访谈形式，调查员可以较容易地控制访谈的环境，有效地防止第三者对访谈的影响

⑥由于有调查员对调查的问题进行必要的说明和解释，因此可以在问卷中包含较为复杂的问题。

2）面对面访谈法的局限性

①面对面访谈需要进行大量甚至是复杂的组织工作，当访谈的样本较大，问卷中的问题较多时，访谈过程可能会消耗大量的时间和人力、物力。

②在面对面访谈中存在着被访谈员先入为主的影响，如果访谈员的素质不高或未经充分培训，可能导致访谈偏误，影响调查结果的准确性和可靠性。

③面对面访谈通常无法保证被调查者的匿名性，可能导致被调查者拒答或提供不真实的信息。

④面对面访谈涉及交通问题，且需要一定的人力、物力支持，因此在地理分布上，其调查范围不能太过分散，否则会增加调查的难度和成本。

2. 电话访谈法

（1）电话访谈法的概念　电话访谈法一种通过电话进行调查和收集资料的方法。在这种方法中，调查员通过电话与被调查者进行交流，按照预先设计好的调查问卷逐一询问问题，并记录被调查者的回答。

（2）电话访谈法的特点

1）电话访谈法的优点　电话访谈法的优点和大多与面对面访谈一样，但比传统的面对面访谈具有更高的效率和灵活性，能够节省时间和成本，并且可以覆盖更广泛的地理范围。

2）电话访谈法的局限性　电话访谈法问卷完成率可能会较低，因为被调查者如果不愿接受调查，可以挂断电话而不给解释的机会。同时，若调查时间过长，被调查者也可能自主挂断电话结束调查，使问卷成为废卷。因此，电话访谈一般适用于调查目的单一、问题简单、短时间内即可完成的调查。

（二）自填法

自填法（self－administered）是指调查人员将设计好的问卷通过某种途径交给被调查者，由被调查者独立填答问卷的方法。常见的自填法包括信访法、现场自填法和网络调查法。

1. 信访法

（1）信访法的概念　信访法是通过邮寄问卷给被调查对象，被调查对象按照要求填写问卷后寄回给调查者的方法。

（2）信访法的特点

1）信访法的优点

①节省经费和时间：无需直接接触调查对象，不涉及交通，不需要现场组织工作，不需要培训调查员，从而节省了时间和费用。

②方便被调查对象：被调查对象可以根据自己时间和地点上的方便来回答问题，避免现场填写时间紧张、时间冲突和周围环境的影响。

③有较好的匿名保证：信访法匿名性较高，有助于提高被调查者的真实回答率。

④调查范围较广：信访法的调查范围可以很广，适用于调查对象居住较为分散的调查。

2）信访法的局限性

①缺乏灵活性：由于没有调查员，被调查者遇到问题时只能依靠有限的填表说明。

②问卷回收率较低：无法控制答卷的环境，缺乏有效的督促，问卷的回收率通常较低。

2. 现场自填法

（1）现场自填法的概念　现场自填法是指将被调查对象集中到现场，由调查者将问卷发给被调查者自行填写的一种资料收集方法。

（2）现场自填法的特点

1）现场自填法的优点　现场自填法既具有信访法节省时间、人力和经费的优点，又具备访谈法的灵活性和高回收率的优势。

①高效快捷：被调查对象相对集中，能够短时间内完成较大量的调查工作。

②回收率较高：调查员在现场及时回收问卷，回收率较高。

2）现场自填法的局限性

①适用范围有限：一般只能用于被调查者较易集中的情况，对于分散人群不太适用。

②对被调查对象要求较高：需要被调查对象具有一定文化程度，能自己填答问卷。

3. 网络调查法

（1）网络调查法的概念　网络调查是一种随着电脑及互联网的普及而发展起来的自填式调查方法，调查一般通过人机对话，在互联网上进行。

（2）网络调查法的特点

1）网络调查法的优点

①调查时间灵活：网络调查方法具有现场自填法的优点，又解决了现场自填法需要集中调查对象的难题。

②节省资源：网络调查法具有信访调查的优点，同样不需要选择和培训调查员，不需要到现场，节省时间、人力和财力，调查范围较广。

③回收率较高：只要设置合理，可以及时回收问卷，避免了信访法回收率过低的缺点。

2）网络调查法的局限性

①调查对象难确定性：调查对象难确定性，使研究者很难估计样本的总体，更难以进行概率抽样。

②信息的真实性和准确性难以保证：由于被调查对象的隐蔽性，调查者无法了解其特征，更无法确定调查结果的真实性。

三、问卷设计

问卷是社会医学研究中用来收集资料的一种工具，科学设计调查问卷是问卷调查至关重要的环节，问卷（questionnaire）也被称为调查表，是由一系列问题及其相应答案所组成的表格。

（一）问卷的主要类型和一般结构

1. 问卷的主要类型 在社会医学研究中，研究者可以根据研究目的、内容、对象和实施条件的不同采用不同类型的问卷进行研究，常见的问卷类型如下。

（1）自填式问卷和访谈式问卷 根据收集资料方法的不同，问卷可分为自填问卷和访谈问卷。自填问卷是将问卷交给被调查者自己填答的问卷，通常需要有详细的填表说明，并且不宜列入太复杂的问题。而访谈问卷直接面向调查者，由调查者将问题读给被调查者听，然后由调查者根据被调查者的回答进行填写，因此，填表说明通常可以不包含在问卷中，可以列入较复杂的问题。

（2）结构式问卷、半结构式问卷和无结构式问卷 根据问卷中问题形式上的差异，可将问卷划分为结构式问卷、半结构式问卷和无结构式问卷。结构式问卷又称封闭式问卷，它不仅包括一定数量的问题，而且在设计上具有结构性，即问题按照一定的提问方式和顺序排列。结构式问卷仅提供有限的问题，被调查者只能在有限的答案中做出选择。。无结构式问卷中问题的问答格式没有限制，提问顺序也没有硬性规定，只是围绕着研究目的来提一些问题，被调查者可以根据本人的意愿自由回答。半结构式问卷处于结构式问卷和无结构式问卷之间，通常在进行一项复杂的研究工作时，仅仅依靠结构式问卷或者无结构式问卷难以全面反映调查问题的全部内容，所以需要将二者结合开展研究

2. 问卷的一般结构 问卷的一般结构包括封面信、指导语、问题及答案、编码等部分。

（1）封面信 又称说明信或卷首语，通常置于问卷最前面，是一封致被调查者的短信，旨在阐明调查的有关情况，以引起被调查者的兴趣，消除被调查者的疑虑，取得被调查者的信任与合作。其主要内容包括：调查者的身份、调查目的、意义和主要内容；选择被调查者的途径和方法；调查的匿名和保密原则；致谢；调查的单位名称和时间；调查单位的联系人和联系方式等。

（2）指导语 也称为填表说明，是用来指导研究对象填写问卷的解释和说明，其内容包括如何回答问题或选择答案，对一些概念和名词给予通俗易懂的解释，甚至可以通过举例说明填写方法。指导语根据问卷形式而异，自填式问卷提供给被调查者，而访谈式问卷是对访谈员的指导语，因此在语气、方式等方面存在差异，而访谈员在调查前一般要经过培训，所以一些访谈式问卷并不把指导语放在问卷中。

自填问卷的填答说明举例如下。

1）请在选中的答案号码上画圈，或在题目中的“________”处，填上适合自己情况的内容。

2）问卷页右边竖线隔开的方框是供编码用的，您不必填写。

3）无特殊说明，每一个题目只能选择一个答案。

4）填写问卷时，请不要与他人商量。

（3）问题及答案　是问卷的主体内容。按照测量的内容，可以将问题分为特征问题、行为问题和态度问题三类。

1）特征问题　通常是各种问卷不可或缺的组成部分，用来收集被调查者的基本情况，包括年龄、性别、职业、文化程度、婚姻状况等。

2）行为问题　是指“做了什么”“怎么做”等具体问题，测量的是被调查者曾经或者正在进行的某些行为和事件，例如吸烟、饮酒、患病、住院等。是了解各种社会现象、社会事件、社会过程的重要工具。

3）态度问题　是为了更加全面地了解被调查者对某一事物的看法、认识、意愿等，是揭示某现象产生的直接和社会历史原因的关键一环。由于这类问题通常涉及个人内心深处的想法，因而受到个体自我防卫心理影响，因此相较于事实问题，了解态度问题更为困难。

特征问题与行为问题统称为事实问题，它们是有关被调查者的客观事实。由于研究目的的不同，一个问卷中不一定全部包含上述三种类型的问题，应该根据具体的研究目的和内容进行取舍。

（4）编码　是指将问卷中的信息数字化，以便计算机能够识别进行统计处理和分析的过程，编码工作可以在调查进行前设计问卷时进行，称为预编码，也可以在调查之后收回问卷时进行，称为后编码。

3. 问题和答案的设计

（1）问题的设计

1）问题的种类　问题是构成问卷最重要的组成部分，根据问题是否预设答案，可将问题分为开放式、封闭式和混合式三种。在具体应用时应根据研究目的、研究内容等因素综合考虑它们各自的优缺点进行选择。

①开放式问题：是指只向被调查者提问，而不提供答案，在每一问题的下面留有足够的空白，由被调查者自由填答。例如：您认为当前提升基层医疗卫生机构服务能力最大的困难在哪里？

a. 开放式问题的优点：允许被调查者自由发挥，充分表达自己的意见和观点，可用于不知道问题答案有几种的情况，能收集到生动的资料，也可能反映出回答者之间的一些较细微的差异，甚至得到意外发现。此外，当问题有十种以上答案时，使用封闭式问题可能导致回答人难以记住那么多选项，进而难以作出选择，同时，问题和答案太长也容易使人感到厌倦，此时用开放式提问较好。

b. 开放式问题的缺点：第一，知识水平和语言表达能力要求较高。开放式问题需要回答者具备一定的知识水平和良好的语言表达能力，以正确理解问题，思考答案，并清晰表达，因而适用范围有限。第二，耗时耗力，回答率低。回答开放式问题耗时耗力，而且很多人可能不习惯或不愿意用文字表达自己的观点，从而导致回答率低。第三，统计处理困难。开放式问题所得资料很难进行定量处理分析，有时甚至无法归类编码和统计。第四，调查结果中可能包含无关信息。开放式问题可能会收集到大量不准确的甚至无关的信息，为调查者的辨别检验工作带来困难。

②封闭式问题：是指在提出问题的同时，给出若干个备选答案，供被调查者从中自主选择。例如，“您认为您的健康状态如何？①很好；②好；③一般；④差；⑤很差。”

a. 封闭式问题的优点：第一，容易回答，节省时间。封闭式问题对文字表达能力无特殊要求，回答相对简单容易，所需的时间和精力也较少，即使文化程度较低的调查对象也能够轻松完成，因而问卷的回收率较高。第二，测量方面存在优势。封闭式问题在测量级别、程度、频率等一些等级问题方面有独特优势，例如经济收入等敏感问题，用等级资料划出若干等级，让回答者选择，比使用开放式问题更能获得相对真实的回答。第三，便于资料的整理分析。封闭式问题列出答案种类，有助于将不相干的回答减少到最低程度，这样收集到的资料统一归为几类，便于分析和比较。

b. 封闭式问题的缺点：第一，有时无法列全所有答案。某些问题的答案不易全面列出，如果回答者不同意问卷列出的任何答案，他们无法表明自己的意见，而调查者也无法发现。第二，提供了猜答和随便选答的机会。封闭式问题对于一些缺乏主见或不知如何回答的人来说，可能会提供猜答和随便选答的机会，这可能导致收集到的数据不真实，不能反映真实情况。第三，容易发生笔误。如本来想选答案2，结果却圈了答案3，这类错误无法区分。

③混合式问题：也称半封闭半开放式问题，其特点是将前两种问题混合在一起，在封闭式问题和答案的最后加上一项“其他”，由被调查者在预留的空白处自由表达与该问题相关的未尽内容。混合式问题克服了封闭式问题的缺点，同时又吸收了开放式问题的优点。

2）问题项目的排序　问卷中，问题的排序不仅会对答案的结果产生影响，而且会影响调查的顺利进行，因此，进行问卷设计时要充分考虑问题的逻辑顺序，问题排列的原则如下。

①先排一般性问题，后排敏感性问题：如果问卷中涉及一些敏感或隐私的问题，应该将其放在问卷的后面，因为敏感性问题容易引起回答者的反感，放在前面易导致拒绝回答。因此在问题排列时，将容易回答的、无威胁性的问题，如年龄、性别、职业等，放在问卷的前面，而将敏感性问题放在后面。

②先排封闭性问题，后排开放性问题：在问题排列时，需要将开放式问题放在后面，因为开放式问题需要时间考虑，不易回答，若将这类问题放在前面，可能导致拒答。

③按照一定的逻辑顺序排列：问题需要按一定的逻辑顺序排列，将同类问题或有关联的问题放在一起。时间也应按一定顺序排列，由近至远或由远至近。但如果问卷的内容并不复杂，或不能明确分为若干部分，则不需要分

④用于检验信度的问题需分隔开来：用于检验可靠性的问题不能排在一起，否则被调查者很容易察觉并使回答无矛盾，从而无法达到检验问卷信度的目的。

（2）答案的设计　答案的格式在一定程度上是由问题的特性决定的。一般来说，常用的答案格式有五种。

1）填空式　一般情况下，填空式用于事实性的、能定量的问题，被调查者直接在问题后面的横线上填上答案即可。例如，“辖区户籍人口？____人。”

2）二项选择式　在问题后提供两个互相排斥的选项，比如“是；否”“有；无”等，这种形式的优点在于回答简单，划分界限分明，例如，“既往糖尿病病史：①有；②无。”然而将一些本来比较复杂的选项简化成二项选择式也会存在一定的问题，这种简化意味着人为合并了许多相关但有程度差异的选项，从而使一些被调查者不知如何应答，此外减少选项种类后，得到的信息也太少，测量信度也会下降。

3）多项选择式　在问卷设计中应用最广，指问题后的答案超过两个。例如，“您的文化程度为：①小学及以下；②初中；③高中/中专；④大专及以上。”需要注意的是，一般认为，5～7个答案比较适宜，最多不宜超过10～15个。在排列答案时，对于无顺序关系的答案，无需考虑排列答案顺序。但对于有一定顺序关系的答案，应按顺序排列，以免逻辑混乱，影响选择答案。

4）图表式　答案用图表的方式列出，回答者在图表上表示自己的意见。常见的图表式答案包括脸谱、线性尺度、梯形等。其中，线性尺度是应用最广泛的一种形式，通常绘制一条长度为10cm的刻度线，两个端点分别代表某一特征的两个极端情况，回答者根据自己的实际情况、看法或意见，在线上适当位置做标记来回答。

5）排序式　有些提问是为了了解回答者对某些事情重要性的看法，其答案是列出要考虑的有关事情，让回答者排序。例如，“您认为下列因素中，哪些对宫内节育器推广有影响？请按照重要程度从1（最重要）到5（最不重要）排序。____安全性，____操作简便，____有效性，____副作用，____

价格。”

4. 问卷设计的常见错误

（1）双重装填　一个问题中包括两个或两个以上的问题，应答者可能难以作出回答。例如，“您的父母身体健康吗？①健康；②不健康。”

（2）含糊不清　在问题中使用了一些意思模糊的词，或者使用了一些专业术语或俗语，导致被调查者难以理解问题的意思，有时也可能因为对问题的表述不准确或修饰语过多，从而使问题的意思含糊不清。

（3）抽象提问　涉及幸福、爱、正义等抽象概念的提问通常较难回答。许多被调查者面对这类提问时，可能发现自己从未思考过这类问题。如果问卷一定要涉及这方面的提问，最好提供一些具体的看法，让回答者仅回答赞成与否。

（4）诱导性提问　如果提出的问题暗示出研究者的观点，会让无主见的被调查者顺应调查者的提示回答，从而人为地增加某些回答的概率，产生偏误。因此最好采用中性的提问。

（5）敏感性问题　有些问题如未婚先孕、流产、同性恋、吸毒等，对于回答者非常敏感。设计宜慎重，否则被调查者可能因为自我保护的本能而选择拒答或者不予真实回答。

5. 问卷的评价　问卷的质量直接影响调查结果的质量，关系到调查目的是否能够实现，因此，问卷设计完成后需要对其质量进行评价。主要的评价指标包括可行性、信度、效度、敏感度等。其中，问卷的信度和效度评价最为关键。

（1）信度（reliability）　是评价问卷测量结果的稳定性的指标，反映了测量结果的可靠程度，它通过测量结果的稳定性和一致性来判断结果的信度，通常用信度系数来评价。一般将两种或两次测量结果的相关系数作为信度系数。常用的信度评估类型有复测信度、复本信度、折半信度和内部一致信度等。

1）复测信度（test - retest reliability）　指用同一问卷在不同时间对同一对象进行重复测量，两次测量结果的一致程度。为了避免研究对象特征变化及重复测量前一次结果影响，两次测量间隔以 2 ~ 4 周为宜。一般而言，复测信度系数应该达到 0.70 以上。

2）复本信度（alternate form reliability）　是指设计另一种内容、形式及统计方法等与原问卷高度类似的问卷，同时对同一研究对象进行测量，评价两个问卷测量结果的相关性。

3）折半信度（split - half reliability）　将问卷分拆为两半，各自作为复本，然后采用不同分析方法得出不同的信度系数。最常用的折半方法是将问卷分为奇数和偶数条目。

4）内部一致性信度（internal consistent reliability）　又称内部一致性系数或同质性信度，是指问卷所有题目间的一致性程度，主要考察问卷的各个题目是否测量了相同的内容或特质。最常用的内部一致性信度指标是克伦巴赫 α 系数。

（2）效度（validity）　即有效性，是指所测量到的结果与所想要达到的目标之间的接近程度，测量结果与目标越吻合，则效度越高；反之，则效度越低。效度的评价种类很多，主要包括以下四种。

1）表面效度（face validity）　从表面上看，问卷的条目是否都与研究者想要了解的问题有关。通常由专家评价进行主观评价。

2）内容效度（content validity）　评价问卷所涉及的内容能在多大程度上能够覆盖研究目的所要求达到的各个方面和领域，内容效度和表面效度一样，也是一个主观指标。在实际工作中，通常也是由专家进行主观评价。

3）结构效度（construct validity）　用两个相关的可以相互取代的测量尺度对同一概念交互测量，如果两个尺度得到的结果一致，则认为有结构效度。常用的方法包括相关分析、因子分析等。

4）准则效度（criterion validity）　评价问卷测量结果与标准测量即准则间的接近程度。常用的统计方法是相关分析，相关系数被称为效度系数。

(3) 信度和效度的联系　信度和效度之间存在密切的关系，信度是效度的必要条件，但没有效度的测量，即使信度再高，也是没有意义的，信度和效度之间，一般有下述四种关系。

1）不可信的测量一定是无效的。即信度不高，效度也不会高。

2）可信的测量，可能有效也可能无效。即信度高，不一定效度也高。

3）无效的测量既可能是可信的也可能是不可信的。即效度不高，信度可能高，也可能不高。

4）有效的测量，一定是可信的。即效度高，信度一定也高。

第三节　定性研究

一、定性研究的概念及特点

（一）定性研究的概念

定性研究（qualitative research）也称质性研究，是一种在自然的情境下，从整体的角度深入探讨和阐述被研究事物的特点及其发生和发展规律，以揭示事物的内在本质的一类研究方法。收集这类资料的调查称为定性调查。

（二）定性研究的特点

1. 定性研究注重事物的过程而非结果。定性研究注重由原因导致结果的中间过程，要了解事情发生过程的许多细节。

2. 定性研究是对少数特殊人群的研究，结果不能外推。定性研究在少数人群中进行，采用非概率抽样的方法选择研究对象，样本数量很少，分析的是人群的特殊情况，结果不能外推。

3. 定性研究通常需要与研究对象保持较长时间的密切接触。在大多数定性研究中，研究者与被调查对象需要建立较长期的密切接触，以建立相互信任的关系，在一种轻松自然的环境中收集信息。定性研究收集资料的手段往往较灵活，无须固定的模式。

4. 定性研究的结果很少用概率统计分析。定性研究一般是对某一事件进行具体描述，或使用分类的方法对收集的资料进行总结，这种类型研究很少应用概率统计的方法。

二、定性研究的用途

1. 辅助问卷设计，估计问卷调查的非抽样误差。在设计问卷的过程中，有些内容可能并不适合研究对象，有些提法可能会引起被调查者反感，定性研究可以及时发现这些问题并在问卷设计时进行规避和剔除，以确保问卷的质量。此外，定性研究还可以帮助寻找适当通俗的语言来描述问卷中的一些概念，使问卷更易于被理解和回答。问卷调查主要收集被调查者的言语资料，由于各种原因，可能会导致言语信息与事实不符，定性研究可以帮助估计这些调查的非抽样误差。

2. 验证因果关系，探讨发生机制。定量研究确定的因果关系，有时可能掩盖真正的原因，定性研究可以揭露这种虚假联系，从而更好地探讨发生机制。

3. 分析定量研究出现矛盾结果的原因。定量研究有时会产生相互矛盾的结果，定性研究可以帮助识别。

4. 了解危险因素的变化情况。危险因素可能随时间发生变化，这对于非纵向追踪性的定量研究有重要影响。例如，在病例对照研究中，当发现病例组和对照组之间存在某种行为差异时，要确定该行为是否是疾病的危险因素以及其危险强度多大，就需要对发病前后一段时间的行为进行动态了解。因此，进行定性研究以了解危险因素的动态变化情况，对于正确理解和解释定量研究的结果具有积极的意义。

5. 为其他研究提供信息。当时间和资源有限时，规模较小的定性研究可以在短期内为进一步的研究提供大量深入的信息，此时一般采用多种定性研究方法来收集资料。

三、常用的定性研究方法

（一）深入访谈法

1. 深入访谈法的概念 深入访谈法又称记者采访法，是一种非结构性访谈。指研究者在仅有访谈提纲的前提下，准备一个或多个问题，并采用有目的、有计划、有方向的口头交谈方式，与被调查者进行交流，以了解其对某些问题的想法、感觉和与行为，又称为非正式访谈。

2. 深入访谈法的步骤

（1）访谈前的准备工作 包括研究设计和前期准备工作、确定访谈对象、准备现场、选定资料收集方法和资料分析方法。

（2）调查对象的选择 调查对象的选择主要用非概率抽样方法，深入访谈的谈话比较细致，所以一般都在小样本人群中进行。

（3）设计访谈提纲 包括一系列开放性话题和问题，问题要简单易懂，因为要求被调查对象使用一般性或者是非直接性的词语来回答，而不是“是”或“否”。

（4）访谈员的选择与培训 深入访谈法相对于一般的问卷调查需要更多的访谈技巧，因此访谈员的素质在很大程度上影响着深入访谈的成功与否。为了保证调查质量，应选择经验丰富且合格的调查员，并对其进行必要的集中培训。培训内容应包括研究目的、深入访谈的基本知识、访谈方法和记录方式、访谈可能遇到的问题、注意事项等。

（5）现场访谈 首先进行开场介绍，内容包括说明访谈目的，强调被调查者意见对研究的重要性和保证访谈的保密性。接着进入实质性访谈，在提纲的指导下进行正式访谈。开始时先不涉及敏感话题，当被调查者足够放松时，逐渐过渡到深层次问题。在访谈过程中，注意非语言信息和时间的掌握，同时灵活运用访谈技巧。最后检查记录，纠正错误，补充完善信息并表示感谢被调查者的参与。

（6）访谈结果分析和报告撰写 深入访谈资料通常可以进行手工分析，主要是按访谈提纲进行归类整理，然后根据整理出的内容撰写报告。

3. 深入访谈法的特点

（1）深入访谈法的优点

1）具有充分的灵活性和适应性 这是深入访谈的最大优点，它能灵活地面对各种情况，最大限度地发挥访谈双方的主动性和创造性。

2）能对模糊的问题进行广泛深入的探讨 深入访谈使得调查者能对模糊的问题进行广泛深入地探讨，从而能够得到复杂的问题较为优质的结果。

3）调查者可以控制访谈主题、提问顺序 深入访谈的调查者能够控制访谈主题、提问顺序，并能够及时修正问题，随时对新问题、新案例进行追问。

（2）深入访谈法的局限性

1）对访谈员要求高 深入访谈需要访谈员具备较高的访谈技术，因此对访谈员本身素质和访谈培训都有较高要求。

2）时间和精力成本高 访谈过程需要耗费大量的实践和精力，同时匿名性差，且访谈结果易受访谈员态度的影响。

3）资料难以标准化　深入访谈所得的资料多为定性资料，较难标准化，因此不利于进行定量分析。

（二）专题小组讨论

1. 专题小组讨论的概念　专题小组讨论是指通过召集一组同类人员，围绕对某一研究议题进行讨论，得出深入的结论的方法。

2. 专题小组讨论的主要参与人员

（1）讨论者　应具与讨论议题相关的代表性和专业知识，能积极参与讨论并发表自己的意见。通常采用非概率抽样的方法选择讨论者，建议小组规模在 8～10 人之间。

（2）协调人　是小组讨论的组织者，负责引导讨论进程，鼓励参与者发言、相互交流、营造良好的讨论气氛，并确保讨论方向围绕主题。协调人需要具备领导才能和交际技巧。

（3）记录员　主要负责记录讨论过程中的重要内容，包括每个参与者的发言、现场环境、讨论气氛、参与者的身体语言等。

（4）辅助人员（可选）　负责会议现场的环境和用品的准备、供给等，他们的存在可以确保讨论进行顺利，并提供必要的支持和协助。

3. 专题小组讨论的步骤

（1）制订专题小组讨论计划。

（2）决定小组的数量及类型。根据研究目的确定专题小组的数量，确保每个专题小组的参与者具有共同特征和兴趣，以便每个讨论者都能自由、开放地参与讨论。

（3）制订调查提纲。根据研究目的和访谈组的类型确定调查提纲。包括普通问题、特殊问题和深度问题。

（4）培训调查人员、进行预试验。对协调员和记录员进行培训，讲解专题小组讨论的作用，如何组织协调专题小组，并通过角色扮演进行预试验，确保他们能够有效地组织和记录讨论过程。

（5）专题小组讨论的准备工作。包括人员准备和场地准备。

（6）进行专题小组讨论。组织讨论者进行讨论，鼓励他们自由发言、交流观点，并确保讨论围绕主题展开。

（7）对专题小组讨论结果进行分析和解释。对讨论过程中获得的信息进行归纳整理，分析讨论结果并解释，为后续研究提供参考和指导。

4. 专题小组讨论的特点

（1）专题小组讨论的优点

1）可以获得群体对某事物在一定广度和深度上的看法。

2）可以较为直接地了解到调查对象的观念、看法、态度和经历等方面的信息。

3）专题小组讨论省时间、省费用，能够在较短的时间内获得较丰富的信息。

（2）专题小组讨论的局限性

1）专题小组讨论涉及多人面对面交流，所以不适合讨论非常敏感的主题。

2）在专题小组讨论中，一些不善言谈的人可能不愿意当众表达自己的观点。

（三）选题小组讨论

1. 选题小组讨论的概念　选题小组讨论是一种程序化的小组讨论过程，旨在发掘问题，并将其按其重要程度排列。即要在由具有各种不同既得利益、不同思想意识和不同专业水平的人组成的小组中发掘问题并排出先后次序。

2. 选题小组讨论步骤

（1）列出并陈述问题　主持人提出要研究或解决的问题，然后每个小组成员在 10～15 分钟内独立思考，并写下自己认为必要的问题，将问题写在卡片或纸片上。完成后，将每个人的问题依次列到大图纸上或黑板上，并向大家解释自己写的每一项。

（2）讨论所列问题　在这个阶段，小组成员开始讨论所列出的问题。每个成员都可就列出的问题提问、解释、合并相同问题或剔除某些问题等；这个阶段是对所列问题的澄清和相互理解的过程。

（3）重要性评判　在此阶段，不再进行讨论，每个小组成员独自对所列问题进行重要性评分。收集评分结果后，汇总计算每个问题的得分情况。按得分情况排序，排序结果基本上代表了小组成员的共同意见。

（四）观察法

1. 观察法的概念　观察法指通过对事件或者研究对象的行为进行直接的观察，通过感知和直接记录的方式来获得原始资料的定性调查方法，目的是描述所观察的内容，是收集非言语行为资料的主要方法。

2. 观察法的特点　观察在日常生活中是广泛采用一种活动方式，是无意识的或者非系统的。而科学的观察必须具有以下特征。

（1）具有明确的研究目的或者方向。

（2）基于一定的理论基础和系统的观察计划。

（3）观察者有较为系统的观察或者测量记录。

（4）观察结果可以被重复验证。

（5）观察者接受过专业培训。

3. 观察法的分类　按调查者扮演的角色，观察法可分为两种类型。

（1）参与性观察　观察者参与到被观察对象的生活中，将自己视为观察对象的一员，通过细致的观察和体验收集原始资料。其主要优势在于、研究者深入观察研究的群体中，对许多现象都能够获得生动且真实的感性认识。参与性观察者可以询问他想了解的任何问题，可以收集到许多采用其他的方法无法得到的资料。然而，在参与性观察中，被观察对象可能因为自己正在被观察而改变行为活动方式。另一方面，参与性观察者在客观上必然会或多或少地影响被观察对象的行为活动方式。

（2）非参与性观察　也称局外观察，观察者不加入被观察者的群体，不参与他们的活动，不干预其发展和变化，仅以旁观者的身份来进行观察。这种方法比较客观，观察者仅在外部记录研究对象的行为和活动。这种观察方法的突出特点就是被观察者并不知道他们正在被观察，确保了他们在自然的、不受观察者任何干扰的环境中活动，避免人为因素影响到观察结果的真实性和准确性。然而，非参与性观察可能不够深入，看到的多是一些表面的、甚至是偶然的社会现象，收集到的资料多为感性认识。这种方法适用于对某些公共场所或某些公众活动中人们行为和表现的观察。非参与性观察通常时间较短，内容较为简单且不够深入，但对了解面上情况、增加感性认识、发现问题、搜集信息等方面还是十分有益和必要的。

4. 观察法的特点

（1）观察法的优点

1）可以获得真实可靠的第一手资料。由于观察者与被观察的客观事物直接接触，中间不需要其他环节，所获得的信息资料是第一手资料，具有真实可靠性。

2）在自然状态下进行，具有一定客观性。观察一般是在自然状态下进行的，对被观察者的干扰较小，因此能获得自然条件下的真实资料，具有一定的客观性。

3）能获取及时信息。能捕捉到正在发生的现象，因此所获得的信息资料及时、新鲜。

4）可以获得其他方法难以获得的信息，尤其是一些非言语资料。

（2）观察法的局限性

1）受观察对象的限制，观察法适用于对事物的外部现象及外部联系的研究，但不适用于对内部核心问题和内部联系的研究，难以了解被观察者行为活动的深层次原因。

2）受观察者本人的限制，人的感觉器官存在不精确性，超出一定的限度，很难直接观察，所以观察往往难以精确化。观察受到观察者主观意识影响，不同的观察者有不同的意识背景与理论框架，导致观察的主动性和情感性较强，难以做到客观化。

3）观察受无关变量的干扰，缺乏控制。在自然状态下的观察，由于缺乏控制，因变量混杂在无关变量之中，导致观察结果缺乏科学性。

4）受观察范围的限制。观察法不适合大面积研究。

练习题

答案解析

调查问卷中问题项目的排列顺序是什么？

（徐　璇）

书网融合……

本章小结　　微课　　题库

第四章　社会因素与健康

PPT

学习目标

知识目标

1. 掌握　健康社会决定因素的概念；经济发展与健康的关系；社会环境因素与健康的关系；行为心理因素对健康的影响。

2. 熟悉　社会因素影响健康的特点；文化影响健康的模式与特点；行为心理问题的干预方法。

3. 了解　各种文化因素与健康的关系。

能力目标

能够对各种社会因素与健康的关系进行分析，并提出相应的对策。

素质目标

通过本章的学习，树立中国特色社会主义的道路自信、理论自信、制度自信、文化自信，增强民族自豪感。

情景导入

情景：肥胖症现已成为全球最严重的公共卫生问题之一，世界肥胖协会公布的《2023 年全球肥胖地图》表明，如不采取有效的措施，到 2035 年，全球将有超过 40 亿人属于肥胖或超重，占全球人口的 51%。超重或肥胖引发的健康问题对社会带来了巨大成本：处理肥胖问题的全球开支将由 2019 年的 13.52 万亿元猛增到 2035 年的 29.8 万亿元，占世界 GDP 的 3%。

近年来我国肥胖和超重人数持续增加。《中国居民营养与慢性病状况报告（2020 年）》显示，我国 18 岁以上人口中男性的平均体重为 69.6kg，女性的平均体重为 59kg，比 2015 年公布的结果分别提高了 3.4kg、1.7kg。城乡不同年龄段人群超重肥胖率持续升高，18 岁以上人群超重率为 34.3%，肥胖率为 16.4%；6～17 岁的儿童青少年超重率为 11.1%，肥胖率为 7.9%；6 岁以下人群超重率为 6.8%，肥胖率为 3.6%。超重和肥胖是慢性病的主要危险因素。超重和肥胖的预防和控制问题亟须全社会共同关注。

思考：

1. 当前导致社会超重和肥胖高发的主要社会原因有哪些？
2. 如何从社会医学的角度出发，采取干预措施以降低超重和肥胖的发生率？

第一节　社会因素概述

随着生物－心理－社会医学模式的提出并不断发展，社会因素在个体和群体健康和疾病中的决定性作用日益被认识。人们在健康教育和健康促进、疾病预防控制、疾病诊断、治疗与康复的过程中会更多地考虑到社会因素。通过探讨不同社会因素对健康和疾病产生的影响，并以此促进有关社会卫生制度和政策的完善和制定，对于改善人群健康状况有着十分重要的现实意义。

一、社会因素的概念及分类

社会因素是指社会的各项构成要素，包括各种与生产力、生产关系有密切联系的要素。以生产力发展水平为基础的要素包括经济、社会保障、教育、人口、科技等；以生产关系为基础的要素包括社会制度、法律、文化、社会关系、医疗卫生保健等。

社会因素按照各项构成要素可分为三类，即人口因素、文明程度和环境因素（图4－1）。这些因素互相联系、互相作用，对人类的健康产生综合性的影响。

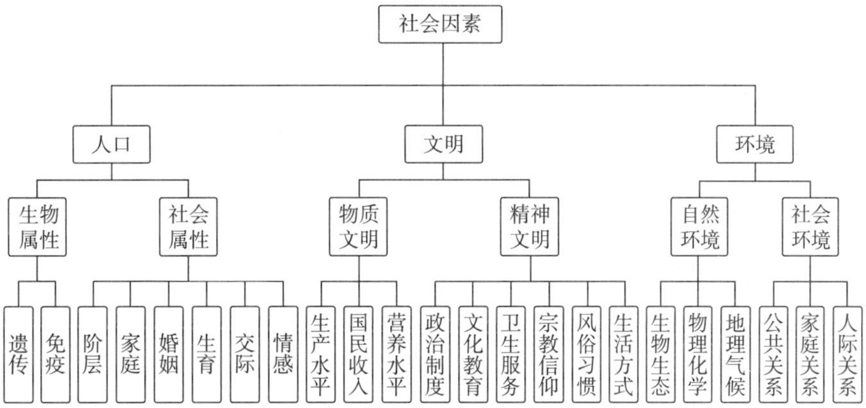

图4－1 社会因素的分类

二、健康社会决定因素的概念

健康社会决定因素（social determinants of health，SDH）是指除直接导致疾病的因素以外，那些由人们的社会地位和所拥有资源所决定的生活和工作的环境及其他对健康产生影响的因素。健康社会决定因素涵盖了人们从出生、学习、生活、工作到衰老所经历的所有社会环境特征，例如就业状况、教育水平、邻里安全、住房条件、医疗保健等，它也反映了人们在社会结构中的阶层、权力和财富的不同地位。健康社会决定因素被视为决定人们健康和疾病的根本原因。

随着积极健康观的确立和现代医学模式的转变，越来越多的人开始认识到社会因素对健康和疾病的影响是不可忽视的。大量的经验和事实证明，社会因素对健康的影响并非单一作用，而是具有长期、累积、相互交织的复杂性。提倡和推广健康社会决定因素的政策理念，对于推动社会医学学科的发展具有至关重要的意义。

三、社会因素影响健康的特点

（一）广泛性

人既有生物属性又有社会属性，其本质是各种社会关系的总称。社会因素对人群健康的影响非常广泛，它涉及生产和生活的各个方面。一种社会因素可能对人类健康产生不同程度的影响，例如社会经济的发展一方面促进了医疗技术的进步，但另一方面也会带来其他问题（如流动人口增多等），从而导致多种疾病的发生。人类的健康直接或间接受到社会因素的影响，这种影响具有广泛性。

（二）持久性

社会制度、文化等社会因素在一定时期内往往具有相对稳定性。在人类的社会参与过程中，社会因素对人群健康产生无形的、缓慢而持久的影响。可以说，只要人类社会存在，社会因素的作用就会持续存在，并在一定时期内保持相对稳定。

（三）累积性

在人类个体社会化过程中，多种社会因素按一定时序对人产生影响，继而对人产生应激反应、功能损害或者健康损害等累加效应。

（四）交互性

由于各种社会因素之间是互相联系、互相作用的，社会因素常常通过交互作用来影响人群健康。教育、经济、社会关系等社会因素可以分别影响个体健康，也可以作为其他社会因素的中介或以其他社会因素为中介对健康产生影响。

四、影响健康的主要社会因素

（一）年龄、性别和遗传因素

1. 年龄 是最主要的人口学特征之一，对于个体健康状况具有重要影响。几乎所有疾病的发生及发展都与年龄有非常密切的关系。

2. 性别 男性和女性由于遗传特征、内分泌、代谢、生理解剖特点的差异，在一些疾病上呈现出不同的发病率和死亡率。例如，与男性相比，女性在绝经前患心脏病的风险较低，这与女性体内雌激素水平较高有关；男性肺癌的发病率高于女性，这与男性吸烟者所占比例高于女性有关。

3. 遗传因素 遗传对个体可能患何种疾病以及整个人群的健康水平起着决定性作用。随着人类基因组项目研究的不断深入，人们对基因在人类健康中的作用将会有更多和更深地认识。但基因工程在为人类健康带来益处的同时，临床应用过程中存在的基因歧视及其他伦理风险也不断增加。

（二）行为生活方式

人类的行为生活方式与各种疾病的发生息息相关，健康的行为可以促进人群健康水平的提高，而吸烟、酗酒、不健康饮食、高危性行为等不良行为生活方式则可能增加某些疾病的风险。大量研究显示，吸烟与多种疾病的发生密切相关，其中包括肺癌、喉癌、口腔癌、食管癌、膀胱癌等。饮酒是肝硬化、高血压和脑出血的危险因素之一。由研究发现，每天饮酒量超过50g的人，脑出血的发病风险与不饮酒者相比高出6.8倍。同性性行为、不良性行为是性传播疾病的主要传播途径。我国国家疾病预防控制中心的数据显示，在最近几年发现的艾滋病患者中，大约每100人中就有90人经性途径感染艾滋病毒。

（三）社会支持网络

1. 社会关系 人与人之间在共同社会生产、生活实践过程中结成的各种关系统称为社会关系。每个人都生活在一定的社会关系网中。社会关系对于个体的健康有着重要的影响，尤其是家庭关系。家庭关系对于个体的健康行为及健康结局具有重大意义。美国一项研究表明，在其他因素相同的条件下，男性单身者的死亡率比已婚者高60%。针对结核病患者的调查发现患者家庭成员对患者服药依从性有明显影响。

2. 社会支持 个体通过社会网络获取情感、物质、生活等方面的援助称为社会支持。支持是人类最基本的社会需要，社会支持的获取是相互作用的过程。社会支持包括物质支持、情感支持、尊重支持、信息支持和同伴支持。社会支持可采用专有量表进行测评。研究显示，社会联系减少与死亡率上升有关。例如，女性如果在怀孕期间能够获得社会支持和陪伴，那么其分娩的时间就会减短，分娩时也会获得更好的情绪体验。

3. 社会资本 个体所拥有的社会关系被转化为一种社会资源，并被个体所利用，这种资源被称为社会资本。社会资本的维度可以从个人社交网络的覆盖范围、信任度和互惠程度等多个方面进行衡量。个体健康受社会资本影响的途径有三种：①社会资本对个人获取健康信息和行为规范产生影响。②个人对卫生服务的使用受到社会资本的影响。③社会资本通过情感支持对人的身心健康产生影响。有研究显示，社会资本对女性健康的影响显著高于男性，对农村居民健康的影响显著高于城市居民，对65岁以下居民健康的影响显著高于65岁以上居民，对独居个体的健康促进效应显著低于非独居个体。

（四）社会经济地位

社会经济地位（socio economic status，SES）是指个体或群体在社会中所处的位置，可以通过社会经济地位指数进行计算。衡量社会经济地位的标准通常包括收入、教育和职业三个方面。

1. 收入 收入直接影响到人们的社会生活条件，影响人们的健康。大量研究显示，收入与健康存在直接关系。美国的一项研究发现，持续的低工资收入与较高的死亡率和死亡人数过多有关。英国的一项研究结果显示，收入下降对心理健康产生的负面影响比收入提高对改善心理健康的影响更大。这对于生活在贫困线附近的人来说具有重要意义，对于这些人而言，收入的减少会给他们的收入保障和心理健康带来巨大风险。

2. 教育 受教育程度的高低会对人群健康产生重要影响。提高教育水平有利于减少健康水平差异。受教育水平越高的人往往容易获得更高的健康水平和更长的寿命。教育水平的提高有助于缩小健康水平的差异。在对中低收入国家的研究中发现，父母受教育水平对儿童健康水平有显著正向影响。

3. 职业 个人的职业地位会对健康产生影响。一项关于英国政府公务员的调查结果显示，不同职业阶层公务员的多种疾病死亡率以及全死因死亡率存在差异，肺癌、心脏病、慢性支气管炎、胃肠疾病以及自杀的死亡率随着职业阶层的升高而降低。

（五）其他社会结构因素

除了社会经济地位之外，还有一些社会结构性因素决定着个体行为的方向，进而对健康产生影响。

1. 工作环境 工作环境综合体现了劳动者所处的劳动环境、社会经济地位、受教育程度、体力劳动强度和精神紧张程度等因素，这些因素对劳动者的健康状况产生重要影响。另外，工作环境所涉及的风险因素，包括但不限于物理、化学、环境、生物和社会心理等多个方面，均会对劳动者的身体健康产生影响。

2. 城市化 城市化所带来的一系列社会问题，对人群的健康产生了负面影响，特别是对特殊人群的健康状况产生了不良影响。

3. 卫生服务 卫生服务作为社会因素中直接关系到健康的一个重要方面，涵盖了预防、医疗、护理和康复等多个方面，与人们的卫生保健需求息息相关。卫生保健服务的质量和可及性能够直接影响人群的健康水平。

（六）政治、文化和环境

每个人都在特定的国家和民族的政治、经济和文化背景之下生活，个体的健康必然受到宏观社会因素的影响。

1. 政治 政治因素能够影响一个国家的社会资源的分配，决定不同群体的权利地位关系，对卫生不公平性产生重要影响。政治通过影响收入、卫生服务、污染物排放等有利因素和风险因素的分配间接地影响个体的健康状况。在不同的政治背景下，由于政府采取不同的政治取向，卫生政策随之变化，也会对健康结果产生影响。

2. 文化、价值观与社会规范 这三者皆是在一个社会或群体的漫长进化过程中逐渐形成的约定俗成的规则。文化、价值观与社会规范会对人们的行为产生潜在的影响。不同的文化、价值观和社会规范在不同的社会和群体中呈现出不同的特征，从而对健康产生不同的影响。

3. 环境 气候变化将危害全世界人民的身体健康。世界范围内与高温相关的疾病及死亡案例不断增加，包括中暑、不良妊娠结局以及对心理健康的不利影响等。高温会限制户外体力劳动者的工作，并对生计造成影响。极端气候会导致各种疾病的发生（例如火灾引起大气污染、洪水引起水污染等）、直接伤害的出现（如物理损伤和溺水），也会导致农产品减产引发慢性营养不良。气候变化还意味着很多传染病将蔓延至以前的安全区，这将增加全球性流行发生的可能性。有形资产受损、基础设施损坏将影响社会卫生服务的开展，并有损社会经济福祉。以上各种因素交织在一起会造成人口迁移、政治动荡和经济损失，这些结果均会对健康产生影响。

第二节 社会经济因素与健康

社会经济是人类维持生存和维护健康的物质保障。一方面，离开了经济基础，人群健康的水平就无法提高；另一方面，没有人群健康作为保障，社会经济就无法发展。经济发展是指人类不断提高生产和生活质量、逐渐走出贫困落后状态、社会经济福利不断提高的过程，它的最终目的是人民的幸福生活得以实现。健康不仅是个体感受幸福、获得全面发展的前提条件，同时也是经济发展的主要社会目标之一，其重要性不容忽视。

一、衡量经济发展与健康的指标

（一）经济发展的衡量指标

经济发展指标是指在一定时间和条件下，经济发展的规模、程度、比重、结构等的数值。通常用绝对数、相对数或平均数表示。经济发展的衡量指标不仅包括反映经济增长情况的指标，还包括反映经济综合发展情况的指标。

1. 经济增长指标 用于反映经济增长情况的常见指标有国内生产总值（GDP）、国民生产总值（GNP）、人均国内生产总值以及人均国民生产总值。

国内生产总值是国民经济核算的核心指标，被视为衡量一个国家综合经济实力的代表性指标，可以综合反映一个国家的经济表现、国力与财富。国内生产总值是指一个国家或地区的经济在一定时期内（通常是1年），所生产的全部最终产品和劳务以货币形式表现的价值总量。人均国内生产总值是将一个国家一定时期内（通常是1年）实现的国内生产总值与该国家的常住人口（或户籍人口）相比，是比较不同国家和地区人民生活水平的一个标准。

2. 经济综合发展指标 目前国际上用于对比和评价经济发展程度的综合指标有人类发展指数（HDI）、物质生活质量指数（PQLI）、全球幸福指数（GHI）、国民幸福指数（NHI）、真实发展指标（GPI）等。

（二）健康状况的衡量指标

社会经济的发展水平不仅可以通过经济发展指标来衡量，还可以通过人群健康水平来反馈。衡量人群健康水平的常用指标有：反映人口变化情况的指标，如出生率、死亡率；反映人口健康状况的综合指标，如平均期望寿命、健康期望寿命、伤残调整生命年、减寿人年数；反映人群健康状况比较敏感的指标，如孕产妇死亡率、婴儿死亡率。

（三）综合性衡量指标

近年来，一些新的综合性指标被提出，用于综合反映经济发展与健康状况。例如，质量调整生存年（也称健康寿命年）这一指标将生命质量和生命数量相结合，用来综合反映健康水平和卫生决策；终生收入这一指标将个体或人群的平均期望寿命与经济收入结合在一起，来综合评估健康和收入的差距。

二、经济发展与健康

社会经济的发展与人群的身体健康之间存在着一种相互依存、相互作用、相互促进的双向作用关系（图4－2）。一方面，经济的蓬勃发展为人类提供了必要的物质和环境基础，从而增强了人类战胜疾病的能力，同时也促进了人群健康状况的不断改善；另一方面，提高人群的健康水平不仅能够促进社会物质和精神财富的创造，而且还能够推动社会经济的不断发展。

研究表明，经济发展能够促进人类健康水平的提高，在某种程度上对人群的健康水平起着决定性作用。然而，若经济发展缺乏可持续发展的理念，忽视生态环境的保护，将会引发一系列新的健康问题，从而对人群的健康造成不良影响。

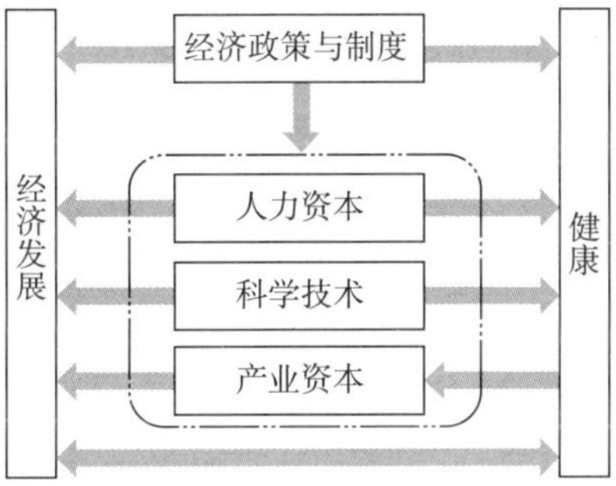

图4－2 经济发展与健康的双向作用关系

（一）经济发展对健康的促进作用

随着社会经济的不断发展，人们的物质生存条件得到了明显的改善，社会生活状况得到了改善，健康投资也得到了增加，从而促进了健康水平的提高。随着全球经济的迅猛发展，人类的健康水平得到了显著提升，平均预期寿命大幅延长，同时死亡率和婴儿死亡率也得到了显著降低。《2022年世界卫生统计》报告显示，所有国家的预期寿命和健康预期寿命都有所上升：2000年全球预期寿命为66.8岁，2019年已经上升到73.3岁；2000年健康预期寿命为58.3岁，2019年上升到63.7岁。该报告还指出，高收入国家和中高收入国家的预期寿命和健康预期寿命仍然高于低收入国家和中低收入国家。自2000年以来，低收入国家在预期寿命（增加了近11岁）和健康预期寿命（增加了近10岁）方面取得了很大进展，但仍远远落后于2019年的全球平均水平以及高收入国家的平均水平（相差至少10岁）。

经济发展对人群健康的促进作用主要表现在以下方面。

1. 经济发展有利于人们物质生活水平的提高 经济的蓬勃发展为人们提供了基本的物质基础，满足人们衣食住行等方面的基本需要，同时也为人们提供了充足的食物和安全的饮用水，从而推动了人类物质生活和劳动条件的改善，进而有助于提高居民的健康状况和生活质量。

2. 经济发展有利于增加卫生投入 随着经济水平的提升和社会财富的增长，社会保障体系得以不断完善，卫生保健等健康领域的投入也不断增加。卫生健康事业的蓬勃发展和医学科学技术的日新月异，为预防、控制和消除某些疾病提供了优越的物质基础。

3. 经济发展通过影响教育间接影响人群健康 个体受教育程度作为一种社会经济特征有其特殊的

意义，它常常是决定其他社会经济特征（如职业和收入等）的前置因素，因而会对个体接受卫生保健知识、开展自我保健活动以及接受何种医疗服务产生影响，进而影响个体的健康水平。多项研究显示，不同受教育水平人群的死亡风险存在差异，教育水平越高的人群死亡风险越低。

（二）经济发展带来新的健康问题

经济发展在改善人群物质生活水平和提高人群健康水平的同时，还会带来一些新的健康问题。主要体现在以下方面。

1. 生态环境的污染和破坏 随着现代工业经济的迅猛发展，人类所生存的自然环境和生态环境遭到了严重的污染和破坏，人类的健康也因此受到影响。相关研究显示，全世界每年约有900万人死于污染，约占全球死亡人数的六分之一，全球经济每年为此付出的代价高达4.6万亿美元。2020年7月，我国生态环境部印发《居民生态环境与健康素养提升行动方案》，部署开展居民生态环境健康素养提升行动，推动形成绿色、自律、健康的生活方式，为建设健康中国、美丽中国、生态文明做出贡献。

2. 行为生活方式的改变 社会经济发展极大程度地方便了人们的生活、工作、交通和交流，人们的行为生活方式也因此发生了重大变化，这些行为生活方式的改变对人群健康带来的负面影响不可忽视。不健康饮食、不锻炼身体、使用烟草、过量饮酒、睡眠不足等不良行为生活方式正在逐步成为慢性非传染性疾病流行的主要驱动因素。

3. 心理健康问题的突显 随着现代生活节奏的不断加速，社会竞争的激烈程度日益加剧，人们面对的工作和生活压力越来越大，心理压力也越来越大。人们长期处于这样的社会环境中，容易出现情绪消极、焦虑、恐惧、抑郁等心理精神问题，这些问题已经成为影响经济社会发展的公共卫生问题和社会问题。

4. 现代社会病的产生 社会病是由于社会原因引起的一种社会性现象，它有悖于社会发展进步的方向，同人群健康密切相关。随着现代科技的迅猛发展和电子产品的广泛应用，现代社会病对人类健康构成了新的威胁。由能量和营养素过剩造成的肥胖、高血压、高脂血症、高血糖、高尿酸等“富贵病”已经成为重要的疾病负担；与现代生活方式有关的网络成瘾综合征、空调病、电脑综合征等“现代文明病”所带来的健康问题也不容忽视。

5. 社会人口特征的剧烈变化 随着社会经济的发展，许多国家的人口增长模式已经由过渡型人口增长模式（高出生率、低死亡率、高自然增长率）转变为现代型人口增长模式（低出生率、低死亡率、低自然增长率），全球已经步入老龄化社会。同时，随着工业化和城镇化的加速推进，流动人口数量不断攀升，呈现持续增长的趋势。随着社会人口特征的转变，疾病谱发生了变化，卫生健康事业的重心也随之转移，这些新问题对社会卫生服务的能力提出了全新的挑战。

（三）健康对经济发展的作用

尽管全球各国的经济发展路径各不相同，但现代经济学认为，它们的根本机制都依赖于人力资源、自然资源、物质资本和科学技术，这些是不可或缺的条件。其中最重要的就是人力资源，人又以人力资本为主体，而健康是人力资本的重要组成部分，是推动所有社会生产要素高效转化的基石。

健康已成为一个国家综合实力和竞争力的重要标志之一，也被视为国民经济持续稳定协调发展的必要条件。纵观人类历史，人群营养状况和健康水平的改善为经济崛起作出了突出贡献。英国工业革命时期的飞速发展、20世纪初美国经济的快速增长以及中国改革开放后的经济腾飞，都离不开人类在传染病防治、慢性非传染性疾病控制以及公共卫生等卫生健康事业方面取得的突破。

人群健康水平对经济发展的促进作用体现在以下几个方面。

1. 增加劳动力供给 人是生产力所有要素中最重要的因素。而健康是人类最重要的财富，拥有健康才能够获得更大的生产力。随着人群健康水平的提高，不仅可以延长工作寿命，还能减少因疾病而失去的工作时间，从而为社会创造更多的财富。另一方面，随着平均预期寿命的延长，人们为了追求更高的回报而增加了投资、教育和储蓄，从而间接促进了一定时期内经济的快速增长。此外，提高健康水平有助于降低婴幼儿的死亡率，为未来提供更多的劳动力，从而推动经济的可持续增长。

2. 提高劳动生产效率 健康的身体状态可以使劳动者体力更充沛，脑力或者认知更丰富，劳动效率更高，特别是对体力、精力和耐力都有很高要求的劳动。随着人们身体健康水平的提高，他们所从事的工作时间也会随之延长；工作效率和劳动生产率也会提高，从而可以有效地推动收入的增长。另外，随着健康水平的提高，妇女的生育率显著下降，这使得育龄妇女和家庭成员能够根据理想的孩子数量进行最优的生育规划，从而提高了资源配置效率和孩子的健康成长质量，同时也提高了育龄妇女重返工作的劳动生产率。

3. 减少疾病损失和资源消耗 疾病导致的失能、残疾和过早死亡，不仅使患者家庭和社会蒙受直接经济损失，同时也极大地耗费了防治疾病所需要的卫生资源。世界银行的一项分析估计，1997～2009年间，6次大规模人畜共患疾病暴发所带来的经济损失至少达到800亿美元。如果能够预防这些疫情，平均每年可以减少67亿美元的损失。人群健康水平的提高可以减少疾病的发生，进而减少因病致贫、因病返贫现象的出现，减轻卫生事业的经济负担。

4. 促进教育收益实现 经济发展依赖于教育的推广与提升，健康水平的提升则有助于增强教育在经济发展中的作用。具体而言，改善健康水平可以延长健康期望寿命，从而延长工作年限，提高教育的回报率等；改善健康水平还能够增加受教育机会与学习能力、提高受教育者文化素质与技术水平，以提高将来获得收入的能力；与此同时，教育对提高劳动生产率也起着重要作用。

第三节 社会环境与健康

随着人类生活水平的提高和对健康需求的日益增加，社会环境因素的变化及其对健康的影响也越来越重要。社会环境因素是指与社会生产力，生产关系密切相关的各种因素，即建立在生产力发展水平之上的经济状况、社会保障、环境、人口、教育、科学技术以及建立在生产关系之上的社会制度、法律体系、社会关系、卫生保健。每个部分都关系着人类社会的方方面面和人类生活的各个环节，而且各要素之间还存在着密切的联系。

一、人口与健康

人口既是社会存在与发展的最基本要素，又与人类健康有着密切的关系。世界卫生组织指出，健康、人口与发展是密不可分的。社会发展的成败取决于资源的平衡；人口的快速增长正对这种平衡构成威胁，因为这使得人口与资源的差距变大；人口数量、人口结构、区域分布，主要取决于生育率、死亡率、人口流动情况，并对健康和卫生保健工作有重要影响。

（一）人口数量与健康

人口数量是指某个国家或地区在某一时点或时期人口的总和。适度的人口数量是可持续发展的重要前提。2022年11月15日，世界人口数量已经达到80亿，预计到2050年将超过97亿。当人口数量过多、增长过快时，会导致社会负担加重，人群生活质量下降；教育和卫生系统负担加重，从而影响人口素质；加剧环境的破坏和污染，从而对人类社会的可持续发展产生负面影响。相反，如果人口增长速度过慢，会带来劳动力不足以及人口老龄化等问题。

我国作为一个人口大国，人口基数较大，曾经出现人口数量激增的社会现象。但是伴随着计划生育政策的实施，我国的人口得到了有效地控制，人口增长速度减缓，健康状况明显改善（表3－1）。党的十八大以来，党中央根据我国人口发展变化形势，相继做出了实行单独两孩和全面两孩政策的重要决策，取得了积极成效。我国人口总量庞大，近年来人口老龄化程度不断加深。2021年5月31日，中共中央政治局召开会议，进一步优化生育政策，实施一对夫妻可以生育三个子女政策及配套支持措施。这一政策有利于改善我国人口结构、落实积极应对人口老龄化国家战略、保持我国人力资源禀赋优势。

表3－1　我国主要人口与健康指标

年份	人口数（亿）	城镇人口比例（%）	人口自然增长率（%）	平均期望寿命（岁）	婴儿死亡率（%）
2000	12.67	36.2	7.6	71.4	32.2
2005	13.08	43.0	5.9	73.0	19.0
2010	13.41	49.9	4.8	74.8	13.1
2015	13.75	56.1	4.9	76.3	8.1
2020	14.12	63.9	1.5	77.9	5.4

资料来源：2022年中国卫生统计年鉴。

（二）人口结构与健康

与人群健康关系密切的人口结构主要包括年龄结构和性别结构。

1. 年龄结构　指各年龄组人口在总人口中所占的比重。人口的年龄结构是影响人群健康的重要因素。

联合国规定，将60岁及以上人口占总人口比例≥10%或65岁及以上人口占总人口比例≥7%作为一个国家或地区进入老龄化社会的标准。从全球来看，2020年60岁及以上人口占世界人口比例已超过13%，65岁及以上人口占世界人口比例已超过9%。人口老龄化成为当今时代鲜明的全球趋势之一。第七次全国人口普查数据显示，截至2020年11月1日零时，全国60岁及以上老年人口达2.64亿人，占全国总人口的18.70%，65岁及以上老年人口达1.9亿人，占全国总人口的13.50%。与2010年第六次全国人口普查数据相比，60岁及以上老年人口比重、65岁及以上老年人口比重分别上升了5.44%、4.63%。人口结构的这种新变化，说明我国人口老龄化程度进一步加深。人口老龄化会带来老年人患病率高、卫生资源的消耗量增加以及医疗保健需求增加等新的健康问题。

全球人口年龄结构变化的另一趋势是少年儿童（15岁以下）占总人口比重逐渐降低。我国人口普查的数据显示，1982年我国少年儿童（0～14岁）人口比重为33.60%，1990年为27.86%，2000年为22.89%，2010年为16.60%，2020年为17.95%。0～14岁少年儿童所占人口比例偏低，未来可能存在劳动力不足的问题，这将直接关系到人群健康水平以及社会经济发展。

2. 性别结构　指一个国家或地区两性人口数量分别占总人口的比重。性别结构的合理性也是健康水平得以提高的原因之一。性别比例是指以女性人口数为100时的男性人口数。一般性别比例的正常范围在103～107之间。性别比例平衡是社会稳定的基础因素，而性别比例失调会导致多种社会问题。2020年第七次全国人口普查数据显示我国总人口性别比例为105.20。

（三）人口素质与健康

人口素质包括身体素质、思想道德素质和文化素质。人口素质的提高对健康具有促进效应，人口素质是综合国力和国际竞争力的重要组成部分。身体素质是人口素质的根本，体现在人群健康的总体水平上。思想道德素质（包括政治思想、精神信仰、心理态势以及行为规范等）是全面建成小康社会不可或缺的要素。公民思想道德素质的提升有助于整个社会良好互助合作网络的形成，有助于增强社会凝聚力，有助于人群健康整体水平的提高。文化素质是人口总体接受文化教育的程度和所具有的文化素养水平。通常用各种受教育的人口在总人口中的比重来衡量一个国家的人口文化素质。2020 年第七次人口普查资料显示，我国大学文化程度人口达 21836 万。与 2010 年相比，每 10 万人中具有大学文化程度的人口数量由 8930 人上升为 15467 人，15 岁及以上人口的平均受教育年限由 9.08 年提高至 9.91 年，文盲率由 4.08% 下降为 2.67%。受教育状况的不断改善，体现出 10 年来我国人口素质的不断提高。

（四）人口流动与健康

人口流动是指人口在地理位置上的移动和阶层职业上的变化。人口流动是一种常见的社会现象。随着改革开放的深入，我国人口流动现象极为普遍，人口流动频率更高。据第七次全国人口普查，全国流动人口达 37582 万人。与 2010 年相比，流动人口增长 69.73%。

人口流动对居民健康造成的影响程度及性质与社会环境、自然条件及人口特点有关。一方面人口流动能够促进经济发展及社会进步，进而促进人群健康。另一方面，人口流动也会引发各种健康问题，如住房拥挤、卫生条件差等；同时不利于疾病监测、计划免疫、计划生育等卫生服务工作的开展。

二、生活工作环境与健康

生活工作环境是和每一个人密切相关的社会环境因素，它在一定时期内有相对的稳定性，能形成一定的生活文化和工作文化，人们还能形成一定的生活观念，生活方式和行为方式，这些亚文化、生活方式和行为习惯均能影响健康。

（一）营养与健康

营养是指人体在外界环境中摄取食物，经过体内消化、吸收和代谢，以满足机体生理功能、生长发育和体力活动必需的生物学过程。居民营养状况常被作为综合评价某个国家或地区经济发展的一项重要标志。一方面，国民营养状况的改善能够促进社会经济的发展；另一方面，经济的发展会对营养状况产生重要影响。

1. 营养不良与健康 营养不良通常指由于摄入不足、吸收不良或过度损耗营养素所造成的营养不足，也包含由于暴饮暴食或过度摄入特定的营养素而造成的营养过剩。

如果营养素摄入不足，人体的生命活动和健康就会受到不良影响。例如，引起胎儿畸形、早产、孕妇流产，影响婴幼儿智力发育以及儿童青少年的学习能力。一般来说，营养不良在经济欠发达的国家或地区比较常见。然而，在那些经济发达的国家或地区，常见的营养不良却是由于饮食习惯不当、暴饮暴食所导致的。

2. 营养过剩与健康 营养过剩是指人体摄取的能量大大超过了人体所消耗的能量而引起的一种能量储备现象。当前营养过剩最主要的问题就是能量过剩，能量过剩和“三高一低”（高热量、高脂肪、高碳水化合物、低膳食纤维）的膳食结构有直接关系，可导致超重甚至肥胖。

近几年来，无论是发达国家还是部分发展中国家，超重与肥胖人群都有增加的趋势。美国国民健康和营养调查结果表明，成年人的肥胖率从 1990 年的 12% 增长到 2000 年的 30.5%，进一步又增长到 2017—2018 年的 42.4%。我国居民超重率和肥胖率的数据也不容乐观，《中国居民营养与慢性病状况报告（2020）》显示：全国 18 岁及以上成人超重率为 34.3%，肥胖率为 16.4%，与 2015 年发布的结果相比分别上升了 4.2 和 4.5 个百分点；6～17 岁儿童青少年超重率为 11.1%，肥胖率为 7.9%，与 2015 年相比均上升了 1.5 个百分点。多项研究表明，肥胖与多种慢性病有关，包括冠心病、高血压、脑卒中、某些癌症、非胰岛素依赖型糖尿病等，另外还会引起肺部疾病。劳动生产力的降低和医疗费用支出的增加也与肥胖有关。

（二）身体活动与健康

身体活动是指由骨骼肌收缩导致能量消耗的所有机体活动，包括职业活动、交通出行活动、家务活动、业余活动。据 WHO 统计，身体活动不足已经成为全球范围内造成死亡的第四大危险因素，前 3 位分别是高血压、抽烟、高血糖。身体活动不足会对儿童生长发育以及老年人的生命质量产生重要影响，同时还会引发多种慢性病和心理疾病。体力活动相关流行病学家曾指出，身体活动不足将成为 21 世纪最大的公共卫生问题。

多项研究进展已经证实，规律性地从事体力活动有益于体质健康状况，促进体力活动已成为预防和治疗慢性病的重要手段。全球范围内，多个国家均发布了关于人群公共卫生体力活动的推荐量和指南，以提高公众的健康水平。为促进《“健康中国 2030”规划纲要》《健康中国行动（2019—2030 年）》等有关政策文件的执行，更准确、更细致地分类引导人群进行科学的身体活动，相关部门组织编制了《中国人群身体活动指南（2021）》，该指南涵盖了全生命周期各年龄段人群，其中包括慢病患者身体活动指南等，对分类指导各年龄段人群，慢病患者有重要科学意义与实用价值。

（三）食品安全与健康

食品安全是指在食品的种植、养殖、加工、包装、储藏、运输、销售、消费等各个环节中，严格遵守国家规定的标准和要求，确保不存在任何可能对人体健康造成危害、导致消费者死亡或危害消费者或后代的潜在危险。食品安全关乎人们的身体健康和生命安全，关乎社会经济发展与国家稳定。

随着经济的腾飞和物质生活水平的日益提高，食品安全问题已成为全球关注的热点话题。从日本的“痛痛病”事件到英国的“疯牛病”事件，从比利时的二噁英污染饲料事件再到美国的沙门菌污染花生酱事件，时刻在提醒人们食品安全问题的严重性。为了防治食品安全问题，世界卫生组织于 2001 年起草了全球食品安全战略草案，并在 2022 年发布《2022—2030 年全球食品安全战略》。我国也曾经出现“苏丹红”事件、“三聚氰胺”事件、地沟油事件等食品安全问题，但随着《中华人民共和国食品安全法》的颁布以及修订，经过十多年的治理，我国食品安全状况稳步向好，并通过建章立制、实施食品安全战略，推动了食品安全治理进入持续健康发展轨道。

（四）职业压力与健康

职业压力是指工作者在从事职业时，由于各方面压力而引起生理、心理和社会等健康状态的变化和危害。职业压力可来自环境、组织、个人三个方面。

适度的职业压力能够提高员工的工作效率以及对工作的满意程度，可以促进职业人群的健康。当职业压力过大或持续长时间（1 年或者更长）承受职业压力时，就会对职业人群的心理、生理、行为与社会关系造成影响。心理上常见的影响有紧张、忧郁、焦虑、苦恼、敏感、多疑、焦躁、倦怠等；生理上会导致头痛、失眠、暴饮暴食或厌食、消化不良、疲乏无力、心律失常甚至猝死等；行为上常见的影响包括药物滥用、过度兴奋、过度饮酒或吸烟，甚至可能涉及强迫性行为；社会关系上可能会出现人际关系紧张、情感衰竭等。

研究证实，用不同的应对方式面对职业压力会产生不同的效果，积极的应对能够增强个体心理适应能力，建立实际期望与目标，积极寻求社会支持，有益于身心健康；消极的应对则会加剧身心疲惫，使意志薄弱，对身心健康产生不利影响。

三、社会关系与健康

社会关系指人与人之间在共同社会生产、生活实践中形成的各种关系的统称。人所处的社会环境是由一系列相互关联的社会群体所构成的，这些社会群体包括家庭、邻里、朋友、工作团体等，它们共同构成了一个复杂的社会网络。社会网络是指社会个体成员之间因互动而形成的相对稳定的关系网。在社会网络中，个体之间能否协调，能否相互支持，不仅是影响健康的因素，更是保证健康的基石。

（一）人际关系与健康

人际关系是人们在社会生活过程中互相作用所产生的极为复杂的关系，它既可能以亲密的方式出现，又可能以疏远、敌对的方式出现。不同的人际关系可导致不同的情绪表现，从而影响个人和群体身心健康。良好的人际关系使人们心情愉悦，精神振奋，促进健康；反之，紧张的人际关系可使人们情绪紧张，对中枢神经系统、内分泌系统以及免疫系统等造成影响，损害健康。

（二）家庭关系与健康

作为人类社会中最基本的单位之一，家庭的功能是无法被任何其他机构所替代的。一个人的家庭状况会对其健康产生重要影响。家庭结构是否完整，家庭关系是否融洽，家庭成员健康状况如何，家庭社会经济地位如何等，这些因素对家庭每一个成员的身心健康起着举足轻重的影响。

研究显示，很多疾病都是在不和谐的家庭环境下逐步产生的。证据显示，如果儿童缺少亲情关怀，那么其生理、智力、感情和社会发展等方面，均可能受到损害。成年人同样也需要情感陪伴和家庭陪伴，而家庭则可以为其提供情感上的支持和帮助。幸福美满的家庭能够促进每一位家庭成员的身心健康。相反，如果家庭出了问题，家庭功能失调则会危害家庭成员的身体健康。

（三）退休、失业与健康

退休是人生职业状态改变的特殊时刻，一方面起到了缓解社会失业矛盾的作用，但同时也是职业人群社会角色的重大转变，其生活内容、经济状况、社会地位和人际关系都会发生变化，这期间，伴随着自我价值感的降低等社会不适应则可能会引起身心不适。伴随全球老龄化社会的推进，如何促进更多的退休人员适应角色的转变，增进其健康，将成为社会医学关注的重要议题之一。

在当代社会中，失业已经成为一种广泛存在的社会现象。失业问题与经济的发展和社会的稳定具有不可分割的联系。一方面，失业会切断人们的生活经济来源，影响人们的物质生活；另一方面，失业还是生活压力事件之一，能够使人们丧失社会角色与作用。失业率升高会对人群造成巨大心理应激，给健康带来许多负面影响。失业可使心脑血管及其他慢性疾病和精神类疾病患病率升高。另外，失业经历也容易滋生吸烟、酗酒、滥用毒品等不健康行为，继而影响人群的生命质量。

四、社会发展与健康

人类社会的现代化高速发展使得疾病的预防、诊疗以及康复方面取得了显著的进步。随着城市化进程的加速和科学技术的不断发展，人类健康面临着全新的挑战和考验。

（一）科技进步对健康的影响

科学是人类在认识世界、改造世界的漫长过程中，对世界事物进行认识而积累下来的知识体系。技术是人类在生产实践经验基础上，运用科学原理所形成的工艺操作方法与技能，物化了的生产手段与物质装备。科学技术是第一生产力，对人类健康具有双向作用。

1. 正向作用 科技的进步为人类认识、诊断和治疗疾病提供了大力支持，满足了人类在健康和医疗方面的多种需求。

（1）诊疗技术 高科技医疗仪器设备的出现为诊疗疾病提供了有效手段，如各种放射、造影、磁共振为诊断提供了清晰可靠的影像资料，提高对疑难疾病的诊疗水平。正在兴起和发展的生命科学技术（如基因工程、生殖工程）和纳米技术等在医学中的应用，必将对疾病的早预防、早发现、早诊断、早治疗、早康复和提高生命质量起到不可估量的作用。

（2）信息高速公路　医疗卫生信息高速公路是信息高速公路在医疗卫生领域提供服务的总和。远程医疗技术能够使医生与患者实现远程会诊、医疗咨询等，可为那些居住在较远地区的居民提供更优质的医疗服务。信息技术的发展使得收集和分析健康数据变得更加容易，这些数据可用于防治疾病与促进健康。健康相关应用程序的安装可以帮助人们追踪饮食、运动和睡眠等数据，并提供个性化建议和推荐，以此帮助人们保持健康的生活方式。医疗机构之间可以通过互联网进行实时的数据图像交互和信息共享。通过使用可穿戴的医疗设备，患者的健康数据可以在家中实时被监测。

2. 负向作用　科学技术作为一把双刃剑，一方面能够促进人类健康水平的提高，另一方面也会产生负面影响。

高科技运用于诊疗过程，使得医患关系物化，导致医生和患者对技术与机器依赖程度提高。这样容易使以往人们之间亲密无间的沟通、倾诉、聆听终止于机器前，医患双方为了获得诊断信息而进行的人文沟通大为减少，医患双方从“相识者”变为“陌生人”，造成高技术、低感情现象。

随着高科技的广泛应用，医疗服务的收费标准随之提高，而患者对于疾病治愈的期望水平也有提高。但是，在整个医学发展过程中，对于许多复杂性疾病（如恶性肿瘤），尽管治疗手段有了很大的进步，但仍落后于诊断技术的发展。所以，对于很多慢性复杂性疾病而言，在诊断上应用了高科技而带来高额收费，但是最终无法有效地解决疾病治愈这一难题。在医学发展中，这是十分现实的问题。然而，对于这一诊断与治疗的不同步发展，无论是医院还是医生、医学科普均未能很好地为患者做出诠释。

高科技的广泛应用，可能会导致或被视为过度的诊断和治疗。当高科技手段可以被选择时，人们就会倾向于想要使用这些手段。有时患者会因此受益，但有些时候却无法达到预期效果，尤其是需要考虑患者的经济状况时。这是医患关系中不可忽视的现实。

另外，人类在运用科学技术的同时，使自然环境也受到了影响，出现了新的危害因素并威胁着人类健康。

（二）城市化与健康

城市化是指城市数量增加或城市规模扩大的过程，其结果表现为城市人口在社会总人口中的比例逐渐上升。城市化是当代世界发展变化的重大问题。据估计2050年全球将有近68.4%人口居住在城市地区。第七次全国人口普查结果显示，我国城镇人口占比已经达到63.89%，城镇化程度进一步加深。

城市化的过程异常复杂，在造成人口聚集的同时，还会带来经济、环境、文化、政治、社会心理、生活方式等多方面的变化。城市化对人群健康产生双重影响：一方面，城镇地区拥有更多的医疗资源，而且其卫生条件和教育机会等方面均优于农村地区，会推动健康水平的提升；另一方面，城镇化所带来的污染、交通拥堵等问题，会对人群的健康水平产生负面影响。

1. 环境污染　随着城市化进程的加快，环境污染的水平也有所提高，由此对人群健康产生了严重的影响。“全球疾病负担研究”的统计结果显示，2019年，空气污染造成世界上667万人口过早死亡，是全球第四大过早死亡诱因和最大的环境风险因素。多项证据表明，当空气污染浓度远远低于过去所认定的浓度时，同样会对健康造成损害。另外，城市交通在出行方式上的改变也使人类需要面对交通来源的空气污染对健康可能造成的影响。

2. 精神健康　城市化的种种特点，决定着它的影响是多重性的。城市化所带来的变化有一些是精神健康的风险因素，如人口拥挤、社交环境以及自然环境的恶化等。但是有一些变化可能是精神健康的保护性因素，比如收入提高、教育资源较好、就业机会较多、道路及住房较安全、医疗资源较为丰富等。不同历史时期以及不同国家的城市化所导致的人类生活生产方式的改变、自然与社会环境的改变等等都可能具有系统差异，所以城市化与精神健康之间的关系具有多样性。

3. 生活方式改变 随着城市化进程的推进，人们的社会活动方式、体力活动水平和饮食习惯也在不断变化，因此对慢性非传染性疾病（糖尿病、心血管疾病、肿瘤、神经系统失调等）发病有明显影响。其中，不良饮食习惯与结构是影响人们健康风险因子中的重要因素。国内有研究显示，城市成人高血压发生率及儿童超重、肥胖率均比乡村高。另外，我国成人活动以职业活动为主，从密集型劳动到职业性久坐工作方式转变很可能成为影响健康的重要因素。

4. 交通问题 因城市化引发的道路交通伤害问题已成为一个不可忽视的死因。据 WHO《2018 年全球道路安全现状报告》统计，道路交通死亡人数不断上升，年死亡人数达 135 万。道路交通伤害已成为儿童和年轻人的首位死因。与交通活动有关的噪音、空气污染、社会隔离、不活跃的交通方式以及久坐行为等，都在不同程度上对公共健康构成威胁。另外，由于交通过于拥挤、交通繁忙、缺少安全公共场所及娱乐或体育设施等原因，城市身体锻炼很难进行。

第四节　社会文化因素与健康

社会文化贯穿于人们社会生活的每一个领域，深刻影响着人们的社会生活和整个社会的运转。WHO 认为，人们的生活水平一旦满足甚至超过基本需要，具备了确定生活资料利用方式的条件，文化因素在健康中的地位便显得愈来愈重要。研究社会中的文化现象以及社会文化对于人群健康的影响是社会医学中最重要的研究内容。

一、文化的概念、构成及特点

（一）文化的概念

文化是人类的社会现象，它涵盖了物质、制度和观念。从广义上讲，文化是人类在生产、生活活动过程中创造的全部社会物质财富与精神财富的总和。人类生产活动中的所有产物都属物质文化，例如新发明和新产品；而作为人类智慧产物的语言、文字、观念、理论和艺术等，则被称之为精神文化。根据这一界定，文化作为大范畴和文明是相通的。狭义上的文化专指精神文化，是指人的全部精神财富的总和，它包括思想意识、宗教信仰、文学艺术、道德规范、法律、习俗、教育、科学技术和知识。

（二）文化的构成

文化是有结构的社会现象，由三个部分构成。

1. 认知成分 包括知识和信仰。知识是认知成分中源于自然和社会的客观认识，并解释各种社会和自然现象，可以转化为改造自然和社会的技术；信仰则是人对于自然与社会的一种主观认知。

2. 规范成分 包括价值观和社会规范。价值观是指一个人对于现实生活中的事物和现象所持有的认识评价，它一般表现为对或错，道德或失德，应该或不应该等，以此形成决定取舍的根本看法和所持有的态度；社会规范是指约定俗成、不成文的规则，它引导着人们的日常行为，并通过规章、制度、法律等方式形成明确规定。价值观通过执行社会规范得以体现。

3. 符号成分 符号可以是文字或数字，也可以是握紧的拳头、十字架等。符号可被界定为一切可以有意义地表现的事物，而不是取决于符号自身的特质，并能被相同社会文化背景下的人们所接受。在这些文化符号成分中语言文字最为重要。

（三）文化的特点

1. 文化的共有性 文化是一系列共有的概念、价值观和行为准则，是让个体行为能力被集体认同的共同标准。文化和社会紧密相连，离开了社会，文化便无从谈起。但是在同一个社会内，文化又有不一致之处，比如不同年龄、职业和阶层上存在亚文化上的差别。

2. 文化的习得性 文化并不是靠遗传与生俱来。很多生理上的满足方式都被文化所决定，而每一种文化又决定了这些需要被满足的方式，比如在不同的种族、不同的历史阶段都有不同的婚俗文化与饮食文化。

3. 文化的象征性 象征性是文化的基础，其中最重要的是语言和文字，但也包含其他的表达方式，如图像（如图腾、旗帜）、身体动作（如拥抱、敬礼）、行为解读（如送礼）等。整个文化体系通过一个巨大的象征体系深深地植根于人的思想中，人们通过对象征符号体系的认识与阐释展现于我们面前的各种事物。

二、文化影响健康的模式与特点

（一）文化影响健康的模式

文化可分为智能文化、思想文化和规范文化三种类型。不同类型的文化，通过不同的途径影响人群健康（图4－3）。

1. 智能文化 包括科学技术、生产资料、生活知识等，主要是通过对人的生活环境、劳动条件等因素对人群健康产生影响。

2. 思想文化 包括文学艺术、宗教信仰、思想意识等，主要是通过对人的心理过程和精神生活等方面的影响而对人群健康产生作用。

3. 规范文化 包括社会组织制度、教育、语言、风俗习惯、伦理道德等，主要是通过支配人的行为生活方式对人群健康产生影响。

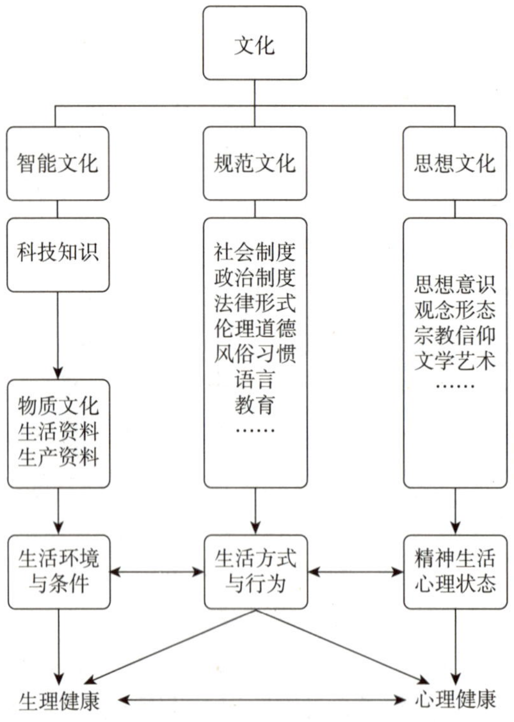

图4－3 文化对健康的作用模式

（二）文化影响健康的特点

1. 无形性 文化中蕴含的价值观念、理想信念、行为准则、思维方式和生活习惯都以一种群体心理定势和氛围而存在，并潜移默化地影响着人的行为。这一影响与作用通常是不可衡量和不可计算的，它是无形的，但是又持续发挥着作用。文化对于健康的积极影响在于它能指导人们养成健康的行为生活方式，进而改善健康状况和提高生命质量。

2. 本源性 几乎所有的健康问题均具有文化根源，而文化因素的价值取向与健康取向又会在影响人们健康观与行为生活方式的进程中对健康造成本源性的影响。

3. 软约束性 文化是运用人约定俗成的价值观念和行为规范对人的行为进行统一，是以强大而又看不见的群体意识对人进行教化。人认同了这一价值观后，自然地把它转化为自身的价值准则与行为规范。文化对于健康的软约束主要体现在：文化并不通过硬性规定和强制条文来影响健康，它是通过推动人形成思维定势并自发采取行为来影响健康。

4. 稳定性 每一种文化的发展都有其惯性作用，文化积淀越深厚、稳定性越强。文化对于人群健康观念所产生的影响是在一代又一代人认同基础上而逐步沉积下来的，并且通过这种深层次的感知认同代代相传，因其相对稳定性而不易发生变化。

5. 民族性 每一种文化都是由其独特的民族或族群所塑造而成，在评价文化因素的健康效应时，应充分考虑文化的地域性和民族差异性。当个体所处的环境发生改变时，可能会因为沟通障碍、生活方式改变、风俗习惯及态度和信仰不同而发生文化休克，从而出现生理与心理方面的改变，影响身心健康。不同的民族对于健康和疾病的观念不同，因此，理解和尊重文化差异是实现社会健康的必要前提。

三、文化对健康的影响

教育、风俗习惯、道德、宗教信仰等文化诸现象在健康方面的作用并不局限于个体，而是涉及整个人群，其影响范围远远超过了生物因素和自然因素。

（一）教育对健康的影响

教育是一种有目的、有组织、有计划、系统传授知识和技术规范的社会活动，具有传授知识和传播社会准则的功能。教育是人类社会化的重要手段。一个人的健康意识、自我保健能力、生活习惯、求医行为等都与教育水平有着密切的关系。国内外大量研究数据显示，教育程度与健康水平有显著的正相关关系。随着我国文盲率的下降，人口的平均期望寿命也有所延长（表 4－2）。

表 4－2 不同年份我国文盲率与平均期望寿命

年份	文盲率（%）	平均期望寿命（岁）
2000	6.7	71.4
2010	4.1	74.8
2020	3.3	77.9

资料来源：2022 年中国卫生统计年鉴。

教育影响健康的途径主要有以下 3 个方面。

1. 影响人们对生活方式的选择 一个人在其早期社会生活历程中所塑造和固定的行为模式，被称为生活方式。公共教育的目标在于为在校学生提供基础知识和技能，以及初步的社会化过程，随着学生价值观的逐渐形成，他们的学习、社交、休闲、消费和家庭生活方式也逐渐确立。不同文化程度的人选择生活方式有着明显的差异。这些生活方式或积极或消极，或促进或损害身体健康。教育的作用在于拓宽人的视野，塑造人的心态，引导人的行为，从而使人不断调整自身的行为方式，成为健康地生活于现代社会中的人。提升公众健康素养是防治慢性非传染性疾病的有效措施，是提高公众健康生活行为方式的主要途径。2020 年中国居民健康素养监测报告显示，文化程度越高的人群，其健康素养也越高（表4－3）。

表 4-3 2020 年中国居民受教育水平与健康素养的关系

文化程度	健康素养（%）
不识字/少识字	2.15
小学	6.95
初中	15.63
高中/中专/职高	27.25
大专/本科及以上	47.53
合计	23.15

资料来源：中国健康教育中心.2020 年中国居民健康素养监测报告

2. 影响人们对卫生服务的利用 据研究发现，人们对卫生服务的利用受到教育水平的影响。在某些情况下，那些受过良好教育的个体，一旦接收到相关的卫生服务信息，意识到自己患病并需要卫生服务，便会主动积极地寻求医疗卫生服务，以提高自身健康水平。另一方面，那些受过良好教育的人通常会更加注重自我保健，选择有益健康的行为方式，以克服有害健康的行为，从而降低患病风险，减少对卫生服务的需求和使用。

3. 影响人们的就业机会及收入 个体的社会财富和支付能力因受教育程度的不同而异，呈现出多样性。由于受教育程度的差异导致了人们对健康问题关注的差异性，而这种差异又直接影响着他们的生活质量。在当今知识经济的时代，人们的受教育程度与其所获得的收入之间存在成正比关系，这是社会发展的趋势。随着个体受教育程度的提高，其工作能力、就业机会和劳动收入以及社会资源利用能力也随之增强，从而使其能够更全面、更优质地获取健康信息和服务，争取更高的健康水平。

（二）风俗习惯对健康的影响

风俗习惯是指个人或集体的传统风尚、礼节、习性、禁忌，是代代相传的规范文化，是一种相对固定的生活行为模式，与人们的日常生活息息相关，贯穿于人们的衣、食、住、行、娱乐、体育、卫生等方方面面。主要包括民族风俗、地区习俗、节日习俗、传统礼仪等。

1. 民族风俗与健康 疾病在不同民族间的人群分布不同，出现这种差异的原因一方面与不同民族的身体特质有关，另一方面与风俗习惯有密切关系。有的风俗习惯有利于健康，比如在端午节这一节日悬挂艾草的习俗可以驱毒除瘟。而有的风俗习惯会危害健康，曾经在南太平洋新几内亚岛的土著居民中有食用死者大脑以示悼念的祭祀风俗，由此产生了库鲁病（Kuru disease）。库鲁病是一种病死率极高的传染病，会引起小脑病变。

2. 地区习俗与健康 不同的国家或地区有着不同的风俗习惯，这些风俗习惯对人群产生的健康效应也不一样。例如，中国人喝开水的生活习惯减少了因饮用水不卫生而引发的疾病；西方地区的分餐进食方式降低了用餐者交叉感染风险；日本民间历来有冒着生命危险吃河豚的习俗，以致每年都有因河豚中毒而丧命的食客。

通过研究风俗习惯与健康的关系，能够帮助人们更好地区分利弊，并通过法律、行政和教育等多种手段，鼓励人们主动改变不利于健康的习俗。

（三）道德对健康的影响

道德作为社会意识形态，是一种规范或准则，用于正确处理人与人之间的关系，它以善恶、荣辱等观念为评价标准。道德健康是精神健康的重要内容。道德健康包括：健康者不以损害他人的利益来满足自身需求，具有分辨真与伪、善与恶、美与丑、荣与辱等是非观念，能够按照社会行为规范准则制约自己和支配思想行为。某些社会病态现象和健康问题可源自不良的社会道德和观念，这些不良现象可能会对社会产生负面影响。

道德通过对个体人际活动与情绪变化的调节来影响人们的身心健康。道德能够调整和规范人际交往，也决定着人际关系是否融洽。和谐的人际关系能使人心情愉悦，对身心健康有益。相反，不良的人际关系使人容易出现生气、愤怒、激动、焦虑、紧张等负性情绪，使机体进入应激状态，损害身心健康。

道德在国家经济发展和社会进步中扮演着不可或缺的角色，其价值和作用不可替代。2019 年《新时代公民道德建设实施纲要》的发布，旨在加强公民道德建设，提升全社会道德水平，推动全面建成小康社会和全面建成社会主义现代化强国。

（四）非主流文化对健康的影响

主流文化是指在一定族群中共同奉行并占主导地位或统治地位的文化。在现实社会中，除主流文化之外，还存在亚文化、反文化等。这些非主流文化也会对健康产生影响。

1. 亚文化 某一文化群体所属次级群体的成员所持有的特有信仰、价值观和日常生活方式，它是非全社会性思想文化的统称。多样的亚文化是基于不同社会群体的存在，现代社会中的不同阶层、职业、年龄、地域、民族群体等创造了丰富多彩的亚文化。先进文明的亚文化有助于提升人们的身体和心理健康，而陈旧和落后的亚文化则可能导致人们精神颓废，对身心健康造成严重伤害，比如刺青、吸毒等亚文化会带来传染病流行等问题。

2. 反文化 一种所代表的价值观和行为方式站到了主流文化对立面的亚文化，对当前的社会思想文化持有敌对的某些观点和行为。高品位的反文化与常规的反文化观念有所不同，它旨在清除和纠正文化在其发展过程中产生的不良影响和负面价值，通常它比正文化具有更高的理性和洞察力，能够产生比正文化更为显著的文明效应和价值。

随着社会经济的不断发展，我国的社会文化出现了多元化的发展趋势，一大批亚文化层出不穷，它们以自己特有的价值观及行为方式调节着文化和现实之间的鸿沟。所以，理性对待和充分利用亚文化、汲取亚文化中的积极因素是发展中国特色社会主义文化、提高人群健康水平的重要内容。

第五节 行为心理因素与健康

生物－心理－社会医学模式决定了人的健康问题不仅来自生物因素，同时与人的心理与社会因素密切相关。行为及心理的产生都是通过个体及其所处环境及社会背景之间的互动过程来完成的，同时在当前社会生活节奏越来越快、竞争越来越激烈等压力之下，人的心理、行为及生活方式也随之发生着巨大的改变，从而对人的健康产生着越来越复杂、越来越广泛、越来越深远的影响，一旦这种影响作用于人的时间和强度累积起来，超过了个人的调节能力，那么健康问题也随之产生。研究显示，心理因素和行为生活方式均与人的健康密切相关。

一、心理因素与健康

人类是一个由生物、心理和社会三个方面构成的综合体，社会属性和心理活动对于人类的重要性不可低估，健康和疾病的发生与心理因素密切相关。心理健康的良好状态不仅是身体健康的必要条件，也是构成健康的重要组成部分。近年来，许多学者从不同角度对心理健康问题进行了深入研究，并取得一定进展。研究结果显示，实施社会心理干预措施可以有效改善个体的健康状况。

（一）人格与健康

人格作为一种心理特质稳定地表现在个体身上，它受遗传与环境的综合影响。人格特质与身体健康息息相关。那些性情内向、拘谨的人，在处理人际关系时比较小心谨慎，习惯于保持良好的卫生状况，因此罹患传染病的风险相对较低；那些性格外向开朗、处事从容、善于社交的人，很少会患上抑郁症。

具有消极型人格的人健康状况通常较差，他们常常表现出抑郁、愤怒、敌意与焦虑的心理状态，这些状态容易导致哮喘、关节炎、溃疡、头痛和心血管疾病等疾病的发生。具有刚性人格的人往往呈现出较高的健康水平，由于他们具有强烈的责任感、控制感和挑战性，因而能够积极地面对并采取措施来应对压力事件，负面情绪较少，表现出更好的身心状态。

知识链接

性格分类与疾病

国外科学家将人的性格分为 A、B、C、D、E 五个类型。A 型性格的人是指“急躁好胜”的人，他们大多有雄心壮志及进取精神，容易冲动暴躁，容易患动脉硬化、高血压及冠心病。B 型性格者大多有安于现状，情绪较稳定，温柔乐观等特质，缺乏上进心，但是通常健康状况较好。C 型性格的人是“忍气吞声型”的人，他们常常过分地约束自己，抑制伤心、生气和痛苦的心情而不允许宣泄。这种恶性情绪对大脑的长期影响可引起内分泌紊乱和机体免疫功能下降，因而容易患癌。D 型性格者属于“孤僻型”，情绪比较平稳，情绪外向，为人处世积极开朗，善于与他人交往，身边人际关系比较融洽，具有组织领导才能等特点。E 型性格的人情感丰富，好思辨，不善人际沟通，情绪低落，自我评价低下。

（二）认知与健康

认知是指人们的认识过程，包括信念、思维和想象等。认知对健康的影响主要体现在三个方面。

1. 价值观 个人的价值观不但直接决定其生存状态，也会通过各种途径影响健康。乐观和积极向上的人生观和态度会呈现出良好的生活和健康状态。享乐价值观导致享乐型的生活方式，往往会产生各种健康问题，很多现代“文明病”无不与此有关。

个体的价值观不仅直接决定着个体的生存状态，而且还会以多种方式对健康产生作用。具有乐观、积极的人生观，往往处于健康的状态。而享乐的价值观会造成享乐型的生活方式并常常带来种种健康问题，现代“文明病”与这种价值观关系密切。

2. 健康意识和健康信念 个体的健康观念常常决定着他们的健康状态。由于人的经历不同、拥有的资源不同以及所处的环境等方面不同，因此不同的人对于健康常常有着不同的认识和理解。那些健康意识和信念较强的人往往会有意识地去维护健康，主动采取措施去防治疾病。

3. 个人控制信念 指个体对于其面临的问题或者情境所持有的控制信念，包括控制感和控制源信念。个人控制感强的人能够主动有效应对困难与挑战，并将为健康目标而更加努力。反之，个人控制感弱的个体在遇到困难与挑战时会表现得相对不佳，感到束手无策，甚至在形势发生转机后不再努力工作。

（三）心理压力与健康

心理压力简称压力，是指人们生活中的各种刺激事件和内在要求在心理上造成的困惑或威胁，表现为身体或心理的紧张或不适。不同学科对压力的认识有所不同，生物学、心理学把它理解为“应激”，社会医学则把它理解成“心理压力”。

1. 压力基本理论 伴随着人们对压力问题认识的加深，压力的定义也在更新演进。压力理论包含了对心理问题认知的基础，因此在对人群心理问题进行干预与应对时也离不开压力理论作为指导。

（1）生物应激理论　19 世纪前，压力和紧张的概念在生物学中只是被一些生物学家和心理学家比喻性地使用。19 世纪后，随着生理学、心理学和医学的不断进步和完善，压力相关的实验和临床问题逐渐浮出水面。“压力”常用来表示生物体对某种情景所产生的自动或激素反应即应激反应。生理学家克劳德（Claude）把压力界定为人体对外界刺激的适应性反应，这与物理学中的概念相符。

（2）社会事件刺激理论　1963 年，坎农（Cannon）这位著名的生理学家将外部压力事件所带来的刺激效应定义为压力。根据这一理论，生活中的很多改变如个人关系、工作及经济状况的改变均可构成压力，因为这些改变要求机体进行心理上的适应。1967 年外国学者提出了应用生活事件来评估压力的思路和具体方法。

（3）心理认知理论　20 世纪 80 年代中期，拉扎勒斯（Lazarus）和福尔克曼（Folkman）提出压力不仅指外部刺激事件以及机体对这些事件的反应，而且还包括两者之间的转化过程，在这一过程中人们对刺激事件的态度和看法非常重要。个体的心理感受因其认知构成的不同而异，因此所采取的应对措施也各不相同。例如，面对失业这一应激事件，有的人认为非常严重，而有的人则认为无所谓。

（4）现代压力理论　包括压力源、压力反应和压力管理 3 个要素。压力源是引起压力反应的因素，包括生理、心理和社会等多个方面。压力反应是机体对外界刺激所产生的一系列生理、行为、情绪、认知等方面的反应和症状。压力管理是指对压力源和压力反应的控制和改变。

2. 压力对健康的影响　适度的压力对于健康是有积极意义的，一方面能够增强机体的抵抗力，另一方面还可以提高个人的心理素质。当人们在适度的压力下保持适度的张力，方能激发生命的活力，领略生命的存在意义和人生的乐趣。但是，如果长时间处于较强的压力状态之下就会对健康产生不利影响。过度的压力不仅会影响身体健康，例如引发高血压、心脑血管疾病、恶性肿瘤、呼吸系统疾病、应激性胃溃疡等；而且会导致心理和行为问题，例如引发吸烟、酗酒、自杀以及反社会行为等。

二、行为生活方式与健康

（一）行为与健康行为

行为是人类在生活中表现出来的生活态度及具体的生活方式，是人类在内外因素的共同作用下产生的外部活动。生活方式指的是日常生活中各种活动形式与行为特征。

健康相关行为是指个体或群体与健康和疾病有关的行为。健康相关行为分为促进健康的行为和危害健康的行为。

（二）促进健康的行为与生活方式

促进健康的行为泛指人们所做出的对健康有利的行为方式，一方面包括为了增强个人身体素质、维护身心健康而采取的行动，另一方面包括摒弃或减少危害健康而进行的活动，同时还包括那些合乎社会规范并对他人和全社会健康起着积极推动作用的行为。

促进健康行为包括 4 种类型：①日常健康行为，包括日常生活中各种对健康有利的基本行为，如规律作息、积极参与体育锻炼、合理搭配膳食等；②保健行为，指利用各种卫生保健服务来促进和维护自身健康的行为，如定期参加健康检查、预防接种、及时就诊、听从医生的建议、康复训练等；③预防性行为，指在事故发生前和事故发生时能够采取正确处理方式的行为，包括使用儿童安全座椅来减少交通事故的伤害，在发生溺水、火灾等突发事件时的自救等；④改变危害健康的行为，指戒除日常生活中能够危害个人健康的嗜好，如吸烟、酗酒、赌博与滥用药物等。

健康行为不仅能够增强人们的体质，维持和预防各种身心疾病，而且能够帮助人们养成良好的行为与生活方式。世界卫生组织提出了健康生活方式的四大基石，即合理膳食、适量运动、戒烟限酒、心理平衡。改变和调整不良的行为与生活方式对于促进健康、减少疾病具有重要意义。

（三）危害健康的行为与生活方式

危害健康行为指的是偏离个人、他人乃至社会的健康期望，客观上不利于健康的相关行为。危害健康的行为包括6种类型：①偏离维持正常生理需要的行为，如暴饮暴食；②与正常生理需要无关的行为，如吸烟、酗酒；③忽视健康的行为，如不安全性行为；④错误的保健行为，如滥用药物；⑤致病性行为，如导致特异性疾病发生的A型行为模式和C型行为模式；⑥自伤与自杀行为。

三、行为心理问题的干预

社会医学干预作为一种干预手段已被广泛地应用于卫生健康工作之中，并已被实践所证实，有效地采取干预措施在维护和促进人群健康方面能够取得显著的效果，鉴于心理行为、生活方式和健康之间的联系越来越密切，积极地进行各种有效的干预亦显得尤为重要和迫切。

（一）政策干预

在所有的干预措施中，政策干预被广泛视为一种具有显著效益的手段。实践证明，通过增加烟税和提高烟价，可以有效地减少和规范人们的吸烟行为，从而达到控制吸烟的目的。一些国家和地区实施了限制高脂肪产品广告、增加高脂肪低营养产品附加税等政策措施，从而有效地控制了心血管疾病。

政策制定的主体是政府，通过政策倡导的方式来推动政府采纳和实施对人民健康有益的政策。比如，财政干预方面可以通过对健康食品的生产进行补贴，同时提高烟草、酒类等产品的售价来促进人们合理膳食；在基础设施和交通运输方面，可以通过对道路、交通和住房进行合理的优化和规划，以减少对环境造成的污染和减少交通伤害事件的发生；在社会保障领域，可以通过扩大医保的覆盖范围，提高保障水平，以确保更广泛的人群能够享受到医疗服务。

（二）社会工程设施干预

通过对某种社会工程设施进行改善，往往可以显著提高干预效果。这些措施通常被称为环境对策。例如，在安全饮水方面，如果实施态度干预和行为干预就需要指导人群不饮用生水，将其烧开后再喝。而如果实施了净化水源工程，安全饮水就能够得到保障。通过在超市中安装电脑营养信息系统，方便顾客直接获取与营养相关的信息，这一措施可以显著降低高脂肪食品的购买量，同时提高纤维素食品的购买量。研究证实，居民的锻炼行为、肥胖症以及冠心病与居民所在的社区是否有活动场所以及活动场所与居民之间的距离有密切关联。

（三）媒体干预

媒体作为一种有效的大众传播渠道，深刻地影响公众的认知、看法、态度与行动。在现代社会中，媒体在传播知识与信息方面发挥着越来越大的作用，以潜移默化的方式影响着大众的心理，这与公共卫生干预的原则一致。2012年美国疾病控制和预防中心发起了名为“来自前烟民的警示”的控烟宣传运动，这一运动通过向媒体及社交网站投放一系列控烟宣传材料来向烟民宣传吸烟的危害及后果，已帮助100万多美国人成功戒烟。2018年，《促进“互联网+医疗健康”发展的意见》中提出“在公共卫生、医学教育和科普等领域推进互联网与医疗健康服务的有机结合”的意见。随着移动互联网时代的来临，新媒体也随之产生并蓬勃发展起来。新媒体以其独特的传播优势，对于公众健康的影响已经达到了前所未有的广泛和深远程度，尤其为年轻人的健康教育干预提供了有力抓手。

（四）社区干预

社区干预可以是入户干预也可以在社区人群聚集活动的场开展干预活动。近年来，社区干预受到了越来越多的关注，原因在于随着疾病模式的变化，越来越多的人认识到疾病预防的全人群策略更经济和有效，社区干预更贴近于人们的自然生活状况从而更容易普及和执行。我国从 2016 年开始推行家庭医生签约服务，取得了显著成效。多项研究结果显示，家庭医生签约服务模式对于干预社区慢病人群具有重要价值。

（五）组织干预

人们在工作中承受的压力与其组织管理结构及行为息息相关，而组织干预则是通过对不合理的组织结构和行为进行调整和优化，以达到干预的目的。对于压力生成系统的控制管理、压力承受系统的改进管理以及人力资源的各种管理机制的建立和完善等，都是组织干预的重要组成部分。最简单的实施过程分 4 个步骤：问题界定、行动启动（采纳）、实施和定型化。例如，在工作场所开展禁烟，首先在公司设立由吸烟者和不吸烟者组成的代表委员会，分析工作场所吸烟情况、人们的需求以及可以实施的控烟方法（问题界定）；然后，高级管理者提出禁烟方案，其中包括企业限制吸烟所采取的措施（行动启动）；接着，实施禁烟方案与相关措施（实施）；最后，在推行了一段时间之后加以总结，公司管理者制定长效的禁烟政策（定型化）。

练习题

答案解析

1. 简述社会因素影响健康的特点。
2. 如何理解社会经济因素与健康之间的相互作用和影响？
3. 影响健康的社会环境因素有哪些？
4. 文化因素对健康的影响表现在哪些方面？
5. 试述行为生活方式与疾病和健康的关系。

（王璐璐）

书网融合……

本章小结　　微课　　题库

第五章　健康危险因素评价与健康管理

PPT

学习目标

知识目标

1. **掌握**　健康危险因素和健康管理的概念与步骤。
2. **熟悉**　健康危险因素和健康管理的特点。
3. **了解**　健康危险因素评价和健康管理的产生与发展。

能力目标

能够进行健康危险因素评价的计算和运用，进行个体评价。

素质目标

通过本章的学习，认识健康危险因素评价在慢病风险评估中的重要性，树立健康管理、预防疾病的观念。

情景导入

情景：王某，男，27岁，某企业员工，有抽烟习惯，患有高血压，较少进行锻炼，其工作环境中存在一些危险因素。最近身体常出现不适症状，常伴随有头晕、胸闷症状，体征检查没有问题，但影响了生活和工作。因此，王某打电话求助某健康中心，希望健康中心尽快为其提供健康管理建议与服务。健康管理中心收到王某的求助后，第一时间请王某到中心做了一次健康危险因素评价。其评价结果显示，王某未来患冠心病的可能性是当地平均水平的3.1倍。

思考：

1. 为什么健康管理中心能估计出王某未来患冠心病的可能性是当地平均水平的3.1倍？
2. 健康管理中心该如何解决好王先生的问题？

第一节　健康危险因素概述

在人类的生活环境中存在着许多复杂的健康危险因素，我们只有对健康危险因素进行精准认定和评价，才能有效地进行行为干预，规避疾病和死亡风险，提高个人与人群的健康水平和生命质量。

一、健康危险因素的概念

（一）健康危险因素的内涵

健康危险因素是指可能使不良健康后果（疾病、死亡等）发生的概率增加的各种因素，包括环境、经济、社会、心理、行为等多方面的因素。有效的健康管理的前提与关键是精准认定、评价和控制健康危险因素。

（二）健康危险因素的种类

健康危险因素种类繁多，概括分为以下六类。

1. 生物遗传类 人类有许多的疾病，如血友病、精神性痴呆等直接与遗传因素有关。同时，遗传因素常常还和许多环境原因、行为因素等联合作用，影响着人们的健康，如一些心脑血管疾病、糖尿病等。

2. 自然环境类 自然环境中天然存在着许多有危害性的病毒、毒物和细菌等，他们往往是导致某些传染病、寄生虫病等疾病的主要原因。另外，当自然环境遭破坏、环境被污染、生态平衡被打破时，人类的健康将受到巨大威胁。而这些问题，正是现代社会的主要健康杀手。

3. 社会环境类 政治、经济、社会和文化等是社会环境的主要内容。社会的稳定发展、和谐发展，对我们的健康有重要影响。如果社会发展失衡，社会公平正义缺失，社会阶层固化和社会冲突，将直接影响人们的获得感、安全感和幸福感，尤其是弱势人群，在失衡的社会环境中往往更弱势，其健康面临的威胁也更大。

4. 经济类 经济类因素是社会环境因素的主要内容之一，但由于其在社会环境因素中的基础性作用，因此需要特别对其进行强调。经济因素包括非常丰富的内涵，例如收入、职业、分配等。这些因素直接影响着人们的社会经济地位，影响着人们的生活环境和行为方式。已有很多研究显示，收入与健康有密切联系。

5. 心理、行为类 人是生物、心理和社会的统一体。良好的心理状态是健康的必要条件和构成要素。心理因素以情绪为中介，对人类的神经、内分泌和免疫系统产生直接影响。在持续的压力性因素的影响下，常常容易导致心理障碍、内分泌紊乱和免疫力下降等身心疾病。现代社会由于生活节奏不断加快、职业和生活压力也日趋紧张，往往使人们面临着持久过大的压力，也使心理健康成了目前主要的健康问题。目前，慢性疾病占据了疾病谱和死亡谱的主要位置，是人类健康的主要威胁之一。而不良生活方式是慢性疾病的主要原因之一。

6. 医疗卫生类 医疗卫生服务的主要功能是保护和促进健康。医疗卫生服务的可获得性、可及性、可接受性、经济上的可承担性、公平性和效率等是影响医疗卫生服务效果的重要维度与因素。医疗卫生服务投入有限，由于多方面原因导致个人对医疗卫生服务不可及，医疗卫生服务价格远远超过人们在经济上的承受能力，或医疗卫生服务公平与效率缺失，均会导致医疗卫生服务无法实现对健康的保护和促进，甚至有可能危害个人与人群的健康。

二、健康危险因素的特点

1. 潜伏期长 危险因素暴露之后，往往要经过反复、长期的接触才会发病。一些慢性疾病，如心脑血管疾病是长年累月不断积累的结果。潜伏期延长使危险因素与疾病之间的因果联系不易确定，给预防带来一定困难，但同样也为干预提供了机会。

2. 特异性弱 危险因素对健康的作用，往往是一种危险因素与多种疾病有联系，也可能是多种危险因素引起一种慢性疾病，很少是单因单果。如吸烟是引起肺癌、支气管炎、心脑血管疾病等多种疾病的危险因素；冠心病的发生又与高脂饮食、盐摄入量过多、吸烟、紧张和静坐作业方式和肥胖等多种因素有关。

3. 广泛存在 危险因素广泛存在于人们日常生活之中，但由于其潜在性、渐进性等原因，往往没有引起人们的足够重视。

4. 联合作用 导致疾病的原因往往是多重因素叠加的影响，多种危险因素同时存在可以明显增强致病危险性，以及疾病治疗的复杂性。如吸烟者同时接触石棉和其他有害金属粉尘时，肺癌的发病概率要比单纯吸烟者增加几倍或十几倍。

三、健康危险因素的作用过程

健康危险因素对健康的影响往往需要经过反复、长期的接触才会发病。了解健康危险因素对健康危害的作用过程是我们及时有效预防、治疗和康复的前提。当健康危险因素处于低危状态之下，要及时进行预防；当尚无临床症状，但体内已发生某些病理改变时，要早发现、早诊断、早治疗；当疾病已经形成时，要及时治疗，防止恶化，促进功能恢复，减少残障。健康危险因素的作用过程可分为6个阶段。

1. 无危险阶段 假设人们的周围环境和行为生活方式中不存在危险因素，预防措施是保持良好的生产生活环境和健康行为生活方式。

2. 出现危险因素 生产生活环境中出现了危险因素，作用时间短且程度轻，没有产生明显的危害，对人体危害作用还不易被检出。环境因素检测或行为生活方式调查，可发现其存在。

3. 致病因素出现 危险因素数量增加及作用时间延长，危险因素转化为致病因素，对机体产生危害的作用逐渐显现。由于机体防御机制的作用使致病因素弱化，疾病尚不足以形成。如果及时采取干预阻断措施，停止危险因素的作用，可以阻止疾病的发生。

4. 症状出现 疾病已形成，症状出现，组织器官发生可逆的形态功能损害，用生理生化的诊断手段可发现异常的变化。通过早期发现、早期治疗，及时阻止危险因素的作用，使病程逆转恢复健康是可能的。

5. 体征出现 患者明显感觉机体出现形态或功能障碍，并因症状和体征明显而主动就医。即使停止危险因素的继续作用，也不易改变病程。积极采取治疗措施可以改善症状和体征，推迟伤残和减少劳动能力的丧失。

6. 劳动力丧失 疾病自然发展进程的最后阶段。由于症状加剧，病程继续发展，丧失生活和劳动能力。这个阶段的主要措施是康复治疗。

第二节 健康危险因素评价及其应用

一、健康危险因素评价的含义与意义

（一）健康危险因素评价的含义

健康危险因素评价是研究危险因素与慢性病发病及死亡之间数量依存关系及其规律的一种技术方法。它研究人们生活在有危险因素的环境中发生死亡的概率，以及当改变不良行为，消除或降低危险因素时，可能延长的寿命。

（二）健康危险因素评价的意义

1. 促进行为改变，养成良好生活习惯 健康危险因素评价能够快速对个体的健康和行为习惯进行评估，发现问题所在，并提出有针对性、个性化的健康教育和健康促进措施，能有效促进个体改变不良生活习惯。有研究显示，通过对大学生进行带有反馈机制的生活习惯调查分析，可以有效控制非吸烟学生染上吸烟恶习和改变吸烟者的吸烟行为。

2. 筛选危险人群，提高疾病早期干预率 应用健康危险因素评价从普通人群中找出高危险人群，并及时对高危人群进行相关的实验室检查，能够有效提高许多疾病的早期干预率。例如，潘晓平等筛选了北京、广东两地妇女罹患乳腺癌危险因素，制定出了适合我国国情的乳腺癌危险度评价模型，对于我国乳腺癌高风险人群的筛选具有重要参考价值。

3. 收集人群健康数据，优化卫生资源合理配置 健康危险因素评价不仅可以应用于个人，同时也可以应用于人群健康。通过健康危险因素评价可以大量收集人群的健康数据，能够为合理配置卫生资源提供重要的决策参考。

二、健康危险因素评价的产生与发展

健康危险因素评价（HRA）的产生和发展，与疾病谱由传染病为主逐渐转变为以慢性病为主、慢性病病因学研究的进展，以及人们对健康需求的不断提高有密切的关系。基于在流行病学研究方面取得的进展，许多疾病的病因被逐步揭晓。例如，心血管疾病的发生与吸烟、缺乏体力锻炼、体重超重等因素有关。这些医学领域的发现与进步，使我们开展健康危险因素评价，预测疾病的发生和发展存在了可能性。同时，由于目前许多慢性病暂时还难以完全治愈，提前预防是最经济、最有效的应对办法，而健康危险因素评价是我们能够针对性地、高效率地进行疾病预防的重要基础和前提。

健康危险因素评价的概念最早于20世纪40年代由列维斯·罗宾（Lewis C. Robbins）医生首次提出，他在进行了大量的子宫颈癌和心脏疾病的预防实践工作后总结出：医生应该记录患者的健康风险，用于指导疾病预防工作的有效开展。20世纪50年代，列维斯 ·罗宾兹担任公共卫生部门在研究癌病控制方面的领导者，他主持制定了《十年期死亡风险表格》（Tables of 10 – year Mortality Risk)，并且在许多小型示范教学项目中，以健康风险评估作为医学课程的教材及运用的模式。20世纪60年代，列维斯·罗宾兹和霍尔（Hall）针对实习医生共同编写了《如何运用前瞻性医学手册》（*How to Practice Prospective Medicine*)，提供了完整的健康风险评估工具包，包括了问卷表、风险计算以及反馈沟通方法等。20世纪70年代生物统计学家哈维·杰勒（Harvey Geller）和健康保险学家诺曼·杰思纳（Norman Gesner）制定了《Geller – Gesner 危险分数转换表》。至此，为健康风险评估的大规模应用和研究发展奠定了基础。在随后的几十年里，健康危险评估技术得到了长足的发展。目前，健康危险评估广泛应用于预防医学、职业卫生和临床医学等领域。

我国健康风险评价技术20世纪80年代开始引入我国。开始阶段主要以介绍、应用和本土化国外的研究成果为主。但近年来，我国利用风险概念和分析方法对健康风险进行评价的应用研究取得较大进展。现在已进入以计算机、数学模型为工具，综合生态学、卫生学、毒理学、统计学、水文学、地理学、地质学、化学、物理学、社会学等几乎所有自然科学和部分社会科学有关的内容、成果、先进方法进行分析研究的阶段。另外，2000年开始，国内陆续从国外引进了健康风险评估系统。

三、健康危险因素评价的步骤

健康危险因素评价包括3项核心内容：信息收集、评价和教育。其具体实施过程包括以下步骤。

（一）收集当地年龄别、性别、疾病别发病率和死亡率资料

健康危险因素评价主要是阐述疾病危险因素与发病率及死亡率之间的数量关系。通过健康危险因素评价，我们可以基于当地某种疾病的发病率及死亡率，而得到某人可能的患病率及死亡率。如，表5－2

列举，某41岁男子患冠心病的死亡危险值是当地冠心病平均死亡率水平的1.9倍。因此，健康危险因素评价首先必须收集当地年龄别、性别、疾病别发病率和死亡率资料，了解各项疾病或死亡原因的发病率和死亡率水平，收集、分析各种导致疾病与死亡的影响因素。同时，运用相关统计方法，如Logistic回归分析等方法筛选出主要的危险因素。

由于目前仍有许多疾病无法确定其主要危险因素，在进行健康危险因素评价时，应该以当地主要的疾病，且有明确危险因素的疾病作为研究对象。如，阿尔茨海默病的病因目前还存在着一些争议，其致病原因并未完全明确，所以不宜选择。另外，还必须选择一种疾病，而不是一类疾病。如高血压，而不是心脑血管疾病。上述这些资料可以通过死因登记报告、疾病检测等途径获得，也可以通过回顾性调查获得。

（二）收集个人危险因素资料

当我们完成了步骤（一），即收集到了当地主要疾病和死亡原因的相关资料后，就可以基于这些死亡疾病和死亡原因的主要危险因素，并将其作为个人危险因素信息收集表的主要框架和内容。例如，假设冠心病是某地40～44岁人群的主要死亡原因之一，我们要评价当地某41岁男子患冠心病的死亡危险值，就可围绕冠心病的主要诱发因素，如血压、胆固醇、糖尿病史、运动情况、家庭史、吸烟、体重等，进行表格设计。然后，运用问卷调查、体检和生物医学测量等方式，收集个人的危险因素情况，以便后期进行数量分析。另外，也可根据健康影响因素设计调查表，广泛收集相关危险因素信息。

（三）将危险因素转换为危险分数

健康危险因素评价是研究危险因素与疾病发病及死亡之间数量依存关系及其规律的一种技术方法。因此，将危险因素转换为危险分数是健康危险因素评价的关键环节。危险因素转换为危险分数，需要以当地平均水平为基数。当个体的危险因素相当于人群平均水平时，危险分数为1.0，即个体发生某病死亡的概率大致相当于当地死亡率的平均水平。当个体危险因素超过平均水平时，危险分数大于1.0，即个体发生某病死亡的概率大于当地死亡率的平均水平。危险分数小于1.0，则个体发生某病的死亡率小于当地死亡概率的平均水平。危险分数越高，则死亡率越大。具体转换方法主要有如下。

1. 运用数理统计模型计算

$$Fi = \frac{RRi}{\sum_{i}^{n} RRi \times Pi}$$

式中，F为某一暴露水平的危险分数；RR为暴露于这一危险因素的相对危险程度；P为人群中暴露于这一水平危险因素的个体占总人口的比例。

2. 采用经验指标法 由相关专业的专家参照病因学与流行病学研究的最新成果，结合危险因素与死亡率之间联系的密切程度，将不同水平的危险因素转换成各个危险分数。具体操作过程，可结合相关教材学习德尔菲法、层次分析法等，本章不详细介绍。

3. 查询危险分数转换表 目前国内学者进行健康危险因素转换，主要是利用20世纪70年代生物统计学家哈维·杰勒（Harvey Geller）和健康保险学家诺曼·杰思纳（Norman Gesncr），根据美国白人中产阶层的死亡率和流行病学资料，采用多元回归分析等多种方法制作的《Geller－Gesner危险分数转换表》。由于国情的区别，此表可能不完全适合我国的健康危险因素评价。因此，建议只作为教学使用。此章教学以“冠心病危险因素转换表（男性40－44岁组）”（表5－1）为例。具体方法见下文“危险分数转换表”操作案例。

表 5-1 冠心病危险因素转换表（男性 40～44 岁组）

危险指标	测量值	危险分数
收缩压 kPa（mmHg）	26.6（200）	3.2
	23.9（180）	2.2
	21.3（160）	1.4
	18.6（140）	0.8
	16.0（120）	0.4
舒张压 kPa（mmHg）	14.1（106）	3.7
	13.3（100）	2.0
	12.5（94）	1.3
	11.7（88）	0.8
	10.9（82）	0.4
胆固醇（mg/dl）	280	1.5
	220	1.0
	180	0.5
糖尿病史	有	3.0
	已控制	2.5
	无	1.0
运动情况	坐着工作和娱乐	2.5
	有些活动的工作	1.0
	中度锻炼	0.6
	较强度锻炼	0.5
	坐着工作，有定期锻炼	1.0
	其他工作，有定期锻炼	0.5
家庭史	父母均 60 岁以前死于冠心病	1.4
	父或母 60 岁以前死于冠心病	1.2
	父或母健在（<60 岁）	1.0
	父母均健在（≥60 岁）	0.9
吸烟	≥10 支/日	1.5
	<10 支/日	1.1
	吸雪茄或烟斗	1.0
	戒烟（不足 10 年）	0.7
	不吸或戒烟 10 年以上	0.5
体重	超重 75%	2.5
	超重 50%	1.5
	超重 15%	1.0
	超重 10% 以下	0.8
	降到平均体重	1.0

课中案例

“危险分数转换表”操作

假设，通过调查获得41岁男子的冠心病危险因素测量值，收缩压为180mmHg，对照表5－1，他的危险分数为2.2。但当收缩压测量值为195mmHg时，他的危险分数为多少？当遇到这种情况时，即转换表中没有对应测量值时，可以运用内插法进行取值。内插法计算危险分数步骤请见下图5－1。

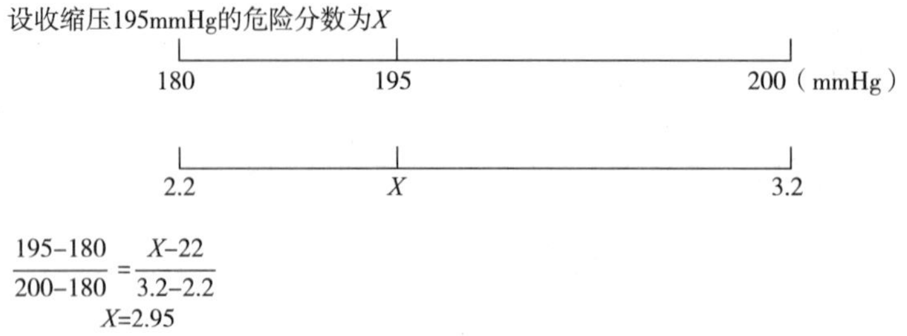

图5－1 内插法计算危险分数

（四）计算组合危险分数

计算组合危险分数主要是反映疾病的联合作用。现实生活中，某项死因往往是因为多项危险因素联合作用而导致。流行病学调查结果也证明，多种危险因素的联合作用对疾病的影响程度，比单一因素要更强烈。因此，多项危险分数应进行合并计算。

表5－2 某地41岁男性健康危险因素评价表

疾病名称	10万人口×死亡数	危险指标	测量结果	危险分数		组合危险分数	存在死亡危险	医生建议改变危险因素	危险分数		新组合危险分数	新存在死亡危险
				X	+				X	+		
1	2	3	4	5	6	7	8	9	10	11	12	13
冠心病	1877	收缩压（mmHg）	120/70	0.4		1.9	3566.3	–	0.4		0.108	202.716
		胆固醇（mmol/L）	5.0	0.6				–	0.6			
		糖尿病病史	无	1.0				–	1.0			
		体力活动	坐着工作	2.5	1.5			定期锻炼	1.0			
		家族史	无	0.9				–	0.9			
		吸烟	不吸	0.5				–	0.5			
		体重	超重30%	1.3	0.3			降至平均体重	1.0			
车祸	285	饮酒	不饮	0.5		1.9	490	–	0.5		1.9	490
		驾驶里程（km/y）	2500	2.5	1.5			–	2.5			
		安全带使用	90%	0.8				100%	0.8			
自杀	264	抑郁	经常	2.5	1.5	2.5	660	治疗抑郁	1.5		1.5	396
		家族史	无	1.0				–	1.0			
肝硬化	222	饮酒	不饮	0.1		0.1	22.2	–	0.1		0.1	22.2

续表

疾病名称	10万人口×死亡数	危险指标	测量结果	危险分数		组合危险分数	存在死亡危险	医生建议改变危险因素	危险分数		新组合危险分数	新存在死亡危险
				X	+				X	+		
1	2	3	4	5	6	7	8	9	10	11	12	13
脑血管病	222	收缩压(mmHg)	120/70	0.4		0.21	46.62	–	0.4			42.624
		胆固醇(mmol/L)	5.0	0.6				–	0.6			
		糖尿病病史	无	1.0				–	1.0			
		吸烟	不吸	0.5				–	0.8			
肺癌	202	吸烟	不吸	0.2		0.2	40.4	–	0.2			40.4
慢性风湿性心脏病	167	心脏杂音	无	1.0		0.1	18.7	–	1.0			18.7
		风湿热	无	1.0				–	1.0			
		症状体征	无	0.1				–	0.1			
肺炎	111	饮酒	不饮	1.0		1	111	–	1.0			111
		肺气肿	无	1.0				–	1.0			
		吸烟	不吸	1.0				–	1.0			
肠癌	111	肠息肉	无	1.0		1	111	–	1.0			111
		出血	无	1.0				–	1.0			
		肠炎	无	1.0				–	1.0			
		直肠镜检	无	1.0				每年检查一次	0.3			
高血压心脏病	56	血压(mmHg)	120/70	0.4		0.7	39.2	–	0.4			22.4
		体重	超重30%	1.3	0.3			降至平均体重	1.0			
肺结核	56	X线检查	阴性	0.2		0.2	11.2	–	0.2			11.2
		结核活跃	无	1.0				–	1.0			
其他	1987			1.0		1.0	1987		1.0			1987
合计	5560						7118.836					3455.24

1. 只有一项危险因素时的组合危险分数计算 组合危险分数即为该危险因素分数。如，41岁男子冠心病危险因素收缩压为180mmHg，危险分数为2.2，其组合危险分数也为2.2。

2. 有多项危险因素时组合危险分数的计算 计算方法为三步。

第一，将危险分数大于1.0的各项分别减去1.0，每项的剩余值相加（假设得到A值）。

第二，将小于等于1.0的每项危险分数相乘（假设得到B值）。

第三，将上述两者相加即为组合危险分数（假设为C），即C = A + B。

课中案例

组合危险分数的计算

例如，某41岁男子冠心病各项危险因素测量值为：收缩压（195mmHg）、舒张压（94mmHg）、胆固醇（180mg/dl）、糖尿病（无）、运动情况（中度锻炼）、家族史（父母健在≥60岁）、吸烟（<10支/日）、体重（超重50%）。

对照表5-1，该41岁男子的冠心病各项危险因素的危险分数分别为2.95、1.3、0.5、1.0、0.6、0.9、1.1、1.5。

$$A = (2.95 - 1.0) + (1.3 - 1.0) + 1.1 - 1.0) + (1.5 - 1.0) = 2.85$$

$$B = 0.5 \times 0.6 \times 0.9 \times 1.0 = 0.27$$

（五）计算存在死亡危险

存在死亡危险是指在某一种组合危险分数下，因某种疾病死亡的可能危险性。其计算公式为：

存在死亡危险 = 疾病平均死亡率 × 该疾病的组合危险分数

例如，40 ~ 44 岁男女冠心病平均死亡率为 1877/10 万人口。根据上文案例中，某 41 岁男子冠心病组合危险分数为 3.12。可以得到：该男子冠心病存在死亡危险值 = 1877 × 3.12 = 5856.24。

即该男子患冠心病死亡的危险概率为 5856.24/10 万，是当地平均水平的 3.12 倍。

（六）计算评价年龄、增长年龄

1. 评价年龄 依据年龄与死亡率之间的函数关系，从“存在死亡危险”水平推算出的年龄称为评价年龄。其计算方法是基于组合危险分数，计算出存在死亡危险值，然后根据存在死亡危险值，查询“健康评价年龄表”（表 5 – 3）。

表 5 – 3 健康评价年龄表

男性存在死亡危险值	实际年龄最末一位数					女性存在死亡危险值	男性存在死亡危险值	实际年龄最末一位数					女性存在死亡危险值
	0	1	2	3	4			0	1	2	3	4	
	5	6	7	8	9			5	6	7	8	9	
530	5	6	7	8	9	350	4510	38	39	40	41	42	2550
570	6	7	8	9	10	350	5010	39	40	41	42	43	2780
630	7	8	9	10	11	350	5560	40	41	42	43	44	3020
710	8	9	10	11	12	360	6160	41	42	43	44	45	3280
790	9	10	11	12	13	380	6830	42	43	44	45	46	3560
880	10	11	12	13	14	410	7570	43	44	45	46	47	3870
990	11	12	13	14	15	430	8380	44	45	46	47	48	4220
1110	12	13	14	15	16	460	9260	45	46	47	48	49	4600
1230	13	14	15	16	17	490	10190	46	47	48	49	50	5000
1350	14	15	16	17	18	520	11160	47	48	49	50	51	5420
1440	15	16	17	18	19	550	12170	48	49	50	51	52	5860
1500	16	17	18	19	20	570	13230	49	50	51	52	53	6330
1540	17	18	19	20	21	600	14340	50	51	52	53	54	6850
1560	18	19	20	21	22	620	15530	51	52	53	54	55	7440
1570	19	20	21	22	23	640	16830	52	53	54	55	56	8110
1580	20	21	22	23	24	660	18260	53	54	55	56	57	8870
1590	21	22	23	24	25	690	19820	54	55	56	57	58	9730
1590	22	23	24	25	26	720	21490	55	56	57	58	59	10680
1590	23	24	25	26	27	750	23260	56	57	58	59	60	11720
1600	24	25	26	27	28	790	25140	57	58	59	60	61	12860
1620	25	26	27	28	29	840	27120	58	59	60	61	62	14100
1660	26	27	28	29	30	900	29210	59	60	61	62	63	15450
1730	27	28	29	30	31	970	31420	60	61	62	63	64	16930
1830	28	29	30	31	32	1040	33760	61	62	63	64	65	18560
1960	29	30	31	32	33	1130	36220	62	63	64	65	66	20360
2120	30	31	32	33	34	1220	38810	63	64	65	66	67	22340

续表

男性存在死亡危险值	实际年龄最末一位数					女性存在死亡危险值	男性存在死亡危险值	实际年龄最末一位数					女性存在死亡危险值
	0 5	1 6	2 7	3 8	4 9			0 5	1 6	2 7	3 8	4 9	
2310	31	32	33	34	35	1330	41540	64	65	66	67	68	24520
2520	32	33	34	35	36	1460	44410	65	66	67	68	69	26920
2760	33	34	35	36	37	1600	47440	66	67	68	69	70	29560
3030	34	35	36	37	38	1760	50650	67	68	69	70	71	32470
3330	35	36	37	38	39	1930	54070	68	69	70	71	72	35690
3670	36	37	38	39	40	2120	57720	69	70	71	72	73	39250
4060	37	38	39	40	41	2330	61640	70	71	72	73	74	43200

实践练习

计算评价年龄

假设如表 5-2 中所示，某 41 岁男性存在死亡危险值为 7118.836/10 万人口。其评价年龄为多少？

步骤一：查询存在死亡危险值所在位置对应的评价年龄。男性查看“男性死亡危险值”，发现健康评价年龄表（表 5-3）左边一列中无此数值，而是介于 6830～7570 之间。两个死亡危险值对应的评价年龄有 5 组，分别为：42、43；43、44；44、45；45、46；46、47。

步骤二：查询实际年龄最末一位数对应的评价年龄。该男性是 41 岁，实际年龄最末一位数为 1。1 所在列对应的评价年龄与死亡危险值 6830 和 7570 对应的评价年龄，交叉于“43 岁与 44 岁”。

步骤三：计算评价年龄。由于 7118.836 中评价表无直接对应的数值，而是介于 43～44 岁之间。因此取二者的平均数，即得出该男性的评价年龄为 43.5 岁。

2. 增长年龄 增长年龄指通过努力降低危险因素后可能达到的预期寿命。其计算方法为，首先将可以改变的一些危险因素通过行为改变进行消除。如表 5-2 中所示，将坐着工作变成定期锻炼，或者说是将危险因素调整到人群平均水平时，即危险分数由大于 1.0 变为 1.0。对不可能改变的危险因素，如家族史，其危险分数不做调整。然后，基于调整后的危险分数，重新计算组合危险分数，再计算存在死亡危险值，最后按照上文中评价年龄的查询方法，计算出增长年龄。

实践练习

计算增长年龄

仍以表 5-2 中 41 岁男性为例。

步骤一：调整危险分数。如表 5-2 所示，该男子实际年龄为 41 岁，如果该男子遵循医生的建议，改变一些危险行为。即将其可以改变的一些大于 1.0 的危险因素的危险分数调整为 1.0，即将体力活动（坐着工作，调整为定期锻炼）、体重（超重 30%、降至 平均体重）、安全带使用（90%，调整为 100%）、抑郁（经常、调整为治疗抑郁）、直肠镜检（无检查，调整为每年检查一次）。

步骤二：重新计算组合危险分数与死亡危险值。如表 5-2 所示，其死亡危险值 3430.3510/10 万人口。

步骤三：根据死亡危险值与实际年龄查询“健康评价年龄表”，获得增长年龄为 36 岁（查询方法与评价年龄查询方法一致）。

（七）计算危险因素降低程度

危险因素降低程度是指如果根据医生建议改变现有的危险因素，健康危险能够降低的程度，用存在死亡危险降低百分比表示。

计算公式：

危险因素降低程度 =（某项死因存在死亡危险值 – 某项死因新的存在死亡危险值）÷总的存在死亡危险值 ×100%。

四、健康危险因素评价的应用

通过上述的系统评价过程，我们可以最终为个体、人群健康状况的改善，提供个性化的健康教育与健康促进信息。按照健康危险因素应用的对象与范围的差异，可以分为个体评价与群体评价。

（一）个体评价

个体评价主要通过实际年龄、评价年龄和增长年龄三者之间的比较，获得个体的健康评价类型，从而根据不同的健康类型，采取有针对性的改善措施，延长寿命，提高健康水平。个体评价方法详见表 5 – 4。

表 5 – 4　个体评价类型表

健康类型	评价标准	示例	备注
健康型	评价年龄 < 实际年龄	实际年龄为 47 岁，评价年龄为 43 岁	说明被评价个体危险因素低于平均水平
自创性危险因素型	评价年龄 > 实际年龄；评价年龄与增长年龄的差值 >1 岁	实际年龄为 41 岁，评价年龄为 43.5 岁，增长年龄为 36 岁，评价年龄与增长年龄的差值 7.5 岁（>1 岁）	说明被评价个体危险因素高于平均水平。该个体危险因素多是自创性的，通过纠正行为，可以较大程度地延长预期寿命
难以改变的危险因素型	评价年龄 > 实际年龄；评价年龄与增长年龄的差值≤1 岁	实际年龄为 41 岁，评价年龄为 47 岁，增长年龄为 46 岁，评价年龄与增长年龄的差值 = 1 岁	说明被评价个体危险因素高于平均水平，危险因素主要来自既往疾病或遗传因素，不易改变
一般性危险型	评价年龄接近实际年龄	实际年龄为 41 岁，评价年龄 41.5	说明被评价个体的危险因素接近平均水平

（二）群体评价

个体评价是群体评价实施的基础，具体实施是通过抽样调查或体检等方式，先对个体进行评价，当积累一定的样本数量后，就可以开展群体评价。关于群体评价一般开展以下几类分析。

1. 比较不同人群的危险程度，筛选出高危人群基于个体评价，将人群划分为健康型组、自创性危险因素型组、难以改变的危险因素型组和一般性危险型组，从而在此基础上确定不同人群的危险程度，并将其作为重点干预对象。

2. 对危险因素属性分析，重点干预不良健康行为。健康危险因素评价可以将人群划分为自创性危险因素型组、难以改变的危险因素型组等。其中，自创性危险因素型说明主要是由于行为因素造成，从而帮助我们有针对性地对不良健康行为进行干预。

3. 分析危险因素的危险程度，确定主要危险因素。

单项危险因素的危险程度 = 危险强度 × 危险频度

分项分析危险因素对健康的影响程度的计算过程为：首先将某一单项危险因素去除，然后计算人群增长年龄与评价年龄之差的平均数，将其作为危险强度。再以该项危险因素在评价人群中所占比例作为危险频度，将危险强度乘以危险频度作为危险程度指标，来表示该危险因素对健康可能造成的影响。

五、健康危险因素评价的局限

健康危险因素评价是预测危险因素与疾病或死亡之间的量化关系，但这种预测受到多方面因素的影响，在一定程度上容易导致预测结果与实际情况存在一定的差距。

1. 对于医学、人口学资料的收集，常通过概率抽样获得，完整的、可靠的统计资料往往难以获得。因此，有可能出现一些抽样误差，容易导致对疾病与死亡的主要危险因素判断不够完整与准确。

2. 由于科学技术水平的局限，目前人类社会仍有许多疾病尚没有完全了解其致病机制及病因。

3. 危险因素与疾病、死亡之间存在着复杂的直接、间接和调节效应，目前更多的是应用线性分析去建立危险因素与疾病、死亡之间的联系，可能无法清晰阐明二者之间的关系。

第三节　健康管理与健康服务业

一、健康管理的兴起与发展

健康管理的思想源远流长，我国和西方古代医学文献中都蕴含有积极的健康管理思想。我国两千多年前的《黄帝内经》就有“圣人不治已病治未病”。《难经》拓展了治未病的概念“治未病者，见肝之病，则知肝当传之于脾，故先实其脾气，无令其受肝之邪，故曰治未病”。治未病包括未病先防、既病防病和病后康复三方面的积极措施。古罗马时代，盖仑认为：“与自身行为有关的六大因素影响着人的健康与疾病，即空气、运动和休息、睡眠和觉醒、食物和饮水、满足和撤离、情绪性兴奋。”现代健康管理最早出现于20世纪50年代的美国，美国保险业最先提出“健康管理”的概念。

保险公司根据客户的健康状况进行分类，分别由不同的健康或疾病管理中心采用健康管理与评价等手段指导患者自我保健及对他们进行日常管理，以促进健康、降低医疗费用及减少赔付。西方的健康管理经过几十年的快速发展，成效显著且日趋完善。与国外相比，我国健康管理发展相对滞后，2001年国内才注册成立第一家健康管理公司。随着国家《关于深化医药卫生体制改革的意见》（2008年）、《全民健康科技行动方案》（2008年）、《关于促进健康服务业发展的若干意见》（2013年）、《健康中国2030规划纲要》（2016年）等文件规划中对健康管理做出了具体规定和要求。我国健康管理发展获得了难得的机遇，无论在机构数量还是在服务对象和服务内容上，都有了长足的进步。据不完全统计，截至2015年，我国各级各类健康管理与服务相关机构7000多家，年服务人次3.5亿，从事服务的人员（包括非医学人员）数十万人。同时，探索出了一系列健康管理模式，如“健康管理与保险公司结合模式、依附大型公立及私立医疗机构开展健康管理　模式、社区健康管理模式、健康管理公司模式”。经过10多年的发展，虽然随着医学技术的进步和人们对健康的进一步重视，健康管理的被关注度越来越高，但由于国内法律法规、政策支持、市场管理等还很不完善，制约了健康管理的发展。

近年来，随着医学研究、互联网+和健康大数据技术的发展和进步，人类进一步深化了健康危险因素与疾病和死亡之间的因果联系，以此为基础的健康管理也正朝个性化和智慧化的道路迈进。例如，我们可以通过“可穿戴设备”或其他终端持续实时、连续监测人体健康状态，自动传入云端，进行数据分析，及时识别个人健康风险，并由专业人员在此基础上给出诊断或康复建议，实现对个人和人群健康进行全生命周期管理和个性化、精准化的预防与健康管理。另外，基于海量的人群健康数据，应用大数据分析技术更好地发现人体医学规律，大幅提升人类社会防病、治病及预后推测的技术水平。

二、健康管理的界定

（一）健康管理的概念

狭义的健康管理即对个体或群体的健康危险因素进行全面的监测、分析、评估、预测，并通过提供咨询和指导对疾病进行预防和维护的全过程。其宗旨是更好地调动和整合个人、集体和社会的健康管理资源和行动，通过有效管理活动来获得最大的健康效果。

广义的健康管理是以现代健康观为指导，运用医学、管理学、政治学、经济和社会学等手段，整合全社会各方面、各层次的健康管理资源，协调行动，实现对健康危险因素的监测、评估和干预，实现在所有环境中促进和改善公众健康的目标。

（二）健康管理的目标

健康管理旨在通过预防医学和临床医学结合，调动一切积极因素，促进人体健康，减少疾病发生，提高生活质量，同时减少医疗费用支出，促进社会发展。

（三）健康管理的对象

由于健康管理的内容不仅是针对某项疾病，更多的是提高生命质量。因此，健康管理对象覆盖了全人群，既包括高危人群（降低风险）、患病人群（专业服务）、亚健康人群（疾病预警），也针对健康人群（减少疾病、促进健康）。

（四）健康管理的特点

1. 主动性　与传统医疗服务模式相比，健康管理更加主动和积极。既包括服务提供实时化、主动化，也包括服务对象参与的主动性。

2. 个性化　健康管理通过持续实时、连续监测人体健康状态，对个人健康状况进行全面、综合的评价，有利于实现个性化的健康教育与健康促进措施和计划。个性化的管理与服务体现的是一种分类管理思想，即对不同个体、不同类型的群体分别采取针对性的健康管理服务。

3. 预防性　健康管理是一种事前管理，是在危险因素出现之前，就及时给予健康干预的一种管理。

4. 连续性　健康管理是对个体或群体健康状况及影响健康的危险因素进行全面连续的检测、评估和干预的过程，它覆盖了个人和群体的全生命周期。

5. 综合性　健康管理的内容不仅针对生理，还包括心理和社会因素。健康管理不仅针对疾病，更关注健康。健康管理的服务人群不仅是疾病人群，还覆盖健康人群、亚健康人群。健康管理的手段不仅是医学、公共卫生手段，还包括社会、经济、文化、政策等综合干预手段。

三、健康管理的基本步骤

健康管理包括至少三个重要步骤。

1. 健康问题与健康信息收集　主要指收集个人和群体的健康问题、危险因素。健康信息主要包括个人基本情况（性别、年龄等）、目前健康状况和疾病家族史、生活方式（膳食、体力活动、吸烟、饮酒等）、体格检查（身高、体重、血压等）和血、尿实验室检查（血脂、血糖等）等。其获得健康信息的方式往往强调实时性监测，以便获得动态的、连续的健康相关信息。

2. 健康风险评价　在收集到个人健康信息之后，利用健康危险因素评价技术，对个人的疾病和死亡风险进行预测（详见上文健康危险因素评价）。其主要目的是通过评估和预测，使健康管理对象能够充分认识到可能的健康风险，并在此基础上制订出干预计划。健康风险评价是健康管理的核心环节。

3. 健康干预 健康干预包括实施健康风险干预计划，并对其效果进行评估。在实施健康干预的过程中，不仅充分调动个人的积极性，还将协调、整合家庭、社区等多方资源，创造出支持性环境。同时，综合运用心理干预、膳食指导、生活方式干预、健康促进等手段来实现改善健康水平的目的。

另外，在健康管理实现过程中及结束后，都积极进行效果追踪，及时完善和优化健康管理计划。健康管理的三个环节是一个长期的、连续不断的、螺旋式上升的过程（图5－2）。健康管理不是一蹴而就，需要长期的坚持。

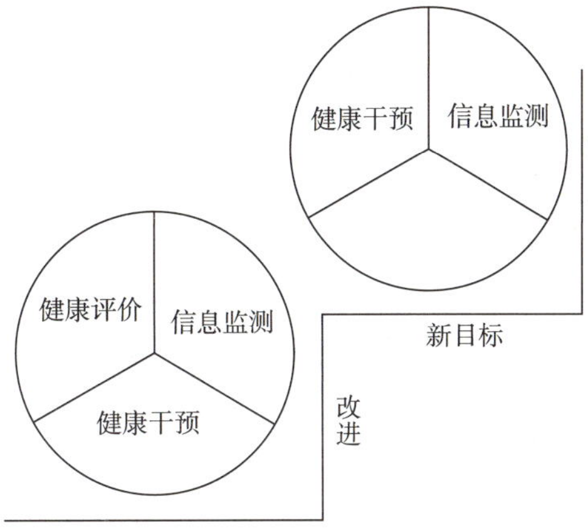

图5－2 健康管理的递进性

四、健康管理的内容

WHO在《渥太华宪章》中提出，应重视人们居住、工作和生活场所的健康管理，因为它与人们的健康密切相关。随着多层次健康社会决定因素理论的提出，人们逐步认识到，个体与人群健康除受个人因素影响外，还与家庭、社区、中观、宏观层面的社会因素有密切的关系（图5－3）。

随着现代健康观内涵的不断扩大，健康管理的内容也随之不断延伸和拓展，其对象包括健康人群、亚健康人群、患病人群，其领域也拓展到社区、工作和生活场所、城市乃至国家和全球。

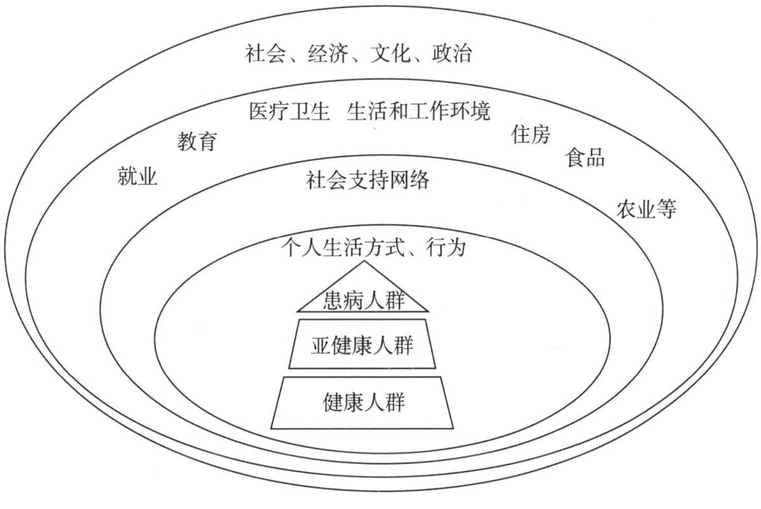

图5－3 健康管理内容

五、健康服务业及其发展

现代意义上的健康服务业兴起于20世纪70年代的美国，是在控制医疗支出、保障医疗健康服务质量、提升健康水平的矛盾中发展起来的新兴服务产业。目前在美国、英国、日本等发达国家，健康服务业已经上升至国家战略规划的层面，健康产业早已成为发达国家的支柱产业。以日本为例，日本大约在20世纪70年代初提出“健康产业”的概念，到了20世纪90年代，日本将“健康产业”修改为“健康服务业”，并制定了行业服务标准和管理条例。如今，健康服务业已经成为日本政府优先发展和重点扶持的行业，每年增速保持在两位数，产业链条也越来越宽，相关产业涉及农业、旅游、食品、机械、电子、建筑、金融和教育等行业，而且推动一些传统产业向新的领域发展。

2013年，国务院出台了《关于促进健康服务业发展的若干意见》(以下简称《意见》)。《意见》明确了健康服务业的内涵：健康服务业以维护和促进人民群众身心健康为目标，主要包括医疗服务、健康管理与促进、健康保险以及相关服务，涉及药品、医疗器械、保健用品、保健食品、健身产品等支撑产业，覆盖面广，产业链长。2016年我国《健康中国2030规划纲要》进一步提出，到2030年健康服务业总规模将达到16万亿元。同时指出，要积极促进健康与养老、旅游、互联网、健身休闲、食品融合，催生健康新产业、新业态、新模式。发展基于互联网的健康服务，鼓励发展健康体检、咨询等健康服务，促进个性化健康管理服务发展，培育一批有特色的健康管理服务产业，探索推进可穿戴设备、智能健康电子产品和健康医疗移动应用服务等发展。培育健康文化产业和体育医疗康复产业。制定健康医疗旅游行业标准、规范，打造具有国际竞争力的健康医疗旅游目的地，大力发展中医药健康旅游。

答案解析

练习题

1. 简述健康危险因素评价的作用。
2. 简述健康危险因素评价的步骤。
3. 简述自创性危险因素型的评价标准。
4. 简述健康管理的基本步骤。
5. 简述健康管理的特点。

(杨小芝　李　静)

书网融合……

本章小结　　微课　　题库

第六章　社会卫生状况与社会卫生策略

PPT

学习目标

知识目标

1. **掌握**　社会卫生状况的概念；社会卫生状况的主要指标；新时期中国卫生与健康工作方针。
2. **熟悉**　健康影响因素指标；健康中国建设的战略主题及目标。
3. **了解**　中国的社会卫生状况；全球卫生策略。

能力目标

能够选择合适的指标进行社会卫生状况分析，并进行评价。

素质目标

通过本章的学习，了解全球及我国的卫生策略，树立大卫生、大健康观念，践行以防病为中心向以健康促进为中心的转变。

情景导入

情景：长期以来，中国始终坚持“人民至上、生命至上”理念，大力发展卫生健康事业。中国的人均预期寿命从 1949 年的 35 岁增长到 2021 年的 78.2 岁，消灭了天花、脊灰、疟疾等传染病，主要健康指标居于中高收入国家前列。通过不懈努力，持续深化医药卫生体制改革，建成了世界上规模最大的医疗卫生服务体系，为居民提供全方位、全周期健康服务，90% 的城乡家庭 15 分钟内能到达最近医疗点；建成了世界上最大的医疗保障体系，基本医疗保险覆盖 13.6 亿人，覆盖率稳定在 95% 以上，医疗保障能力不断提升。

思考：

1. 哪些指标能够反映一个国家的人群健康状况？
2. 1949 年以来，我国人群健康指标提升的原因有哪些？

第一节　社会卫生状况概述

社会卫生状况研究是社会医学的主要内容之一，是制订卫生政策、策略、措施等的重要基础。通过系统地分析社会卫生状况，能够发现主要的社会卫生问题，分析其特征、发展与变化的趋势及影响因素，评价卫生工作的成效，对于促进人群健康和提高生命质量，具有重要的意义。

一、社会卫生状况的概念及程序

（一）社会卫生状况的概念

社会卫生状况指的是人群的健康状况，以及影响人群健康的各种因素，主要是社会因素。

按照 WHO 提出的健康的概念，人群健康的状况应从生理健康、心理健康和社会健康等三个维度测量，涉及死亡、疾病、致残、生长发育等生理健康，也应与心理状况和社会功能相联系。生物－心理－社会医学模式提出，人群的健康状况不仅受生物遗传因素的影响，还会受到自然和社会因素、心理因素、行为与生活方式以及医疗卫生服务等综合因素的影响。人群健康状况是自然因素与社会因素综合作用的结果。社会因素对人群健康的影响，在某些情况下是通过自然因素的作用造成的，而自然因素对人群健康的影响，也会受到社会因素的制约。影响人群健康的社会因素主要包括社会状况、经济状况、卫生体制及政策、卫生资源与服务、健康保障、健康公平性等诸多因素。

（二）研究社会卫生状况的意义

1. 评价社会卫生状况 医生为了诊治病患，首先要进行全方位的检查，做出诊断。研究社会卫生状况就是通过多种调查、研究等手段做出“社会诊断及评价”，进而能够针对性地改善和促进人群健康。评价社会卫生状况是社会医学的基本任务，需要从多方面对卫生状况进行全面、清晰的评价，既包括宏观的社会经济及卫生资源情况，也包括微观的个人健康状况；既包括客观的人群健康寿命等指标，也包含主观的生命质量评价。在此基础上找到主要的社会卫生问题、影响这些问题的社会因素，发现重点保护人群及重点防治对象，并提出改善社会健康状况的政策和措施，有的放矢地制定防治策略，有效地提高健康水平。

2. 为制定卫生政策提供依据 了解人群的健康状况、主要问题，掌握社会经济等因素的现况，认识到卫生服务和卫生资源提供的情况，才能科学有效地制定相应的卫生政策、策略及措施，合理配置有限的卫生资源，最大限度地改善人群健康水平。

3. 探索社会卫生状况变化发展趋势 受社会的政治、经济、文化等因素影响，世界各国社会卫生状况具有很大差异，不同历史时期的社会卫生状况变化也较大。研究不同阶段、不同国家、不同地区的社会卫生状况，探索其变化发展的趋势，总结其规律和经验，为未来制定政策等奠定基础，也可以反映卫生工作的成效。

（三）社会卫生状况评价的程序

1. 确定社会卫生状况的概念 明确相关的概念，例如，对于人群健康状况的评价，应依据 WHO 提出的生理－心理－社会三个维度的概念进行全面评价，而不是只评价生理健康；对于健康的影响因素，应当侧重于社会因素。

2. 筛选适宜指标 将确定的概念具体化，形成对应的内容范围，再根据范围筛选有针对性的、适宜的指标。社会卫生状况评价指标的寻找和筛选可以参考权威专家的意见，通过召开专家论证会，或者专家咨询法进行；也可以参考权威书籍或文献。这些指标应具有可靠性强、灵敏度和特异度较高的特点，例如，生物指标可选择常用的生理指标值（疾病或死亡的指标等）、心理指标可选用心理测量的指标、社会指标可包括社会支持、角色职能等。

3. 制订计划，收集资料 根据所选定的指标，制订收集有关资料的计划，开展资料收集工作。资料收集主要包括文献法和调查法。

4. 分析指标，得出结论 把来自调查和文献的资料进行汇总、整理、归类、分析，并进行结果归纳。通过对结果的综合分析，评价社会卫生状况，得出结论。

（四）社会卫生状况评价的资料来源

社会卫生状况评价的资料来源主要包括文献资料和调查监测资料两大类。

1. 文献资料 ①生命统计资料：是一种重要的和基本的资料来源，包括出生、死亡等；②人口普查资料：是社会、经济和人口统计情报的重要来源，包括人口出生率、死亡率、人口自然增长率、平均期望寿命等指标；③卫生服务常规登记：有关人群健康状况的指标，如疾病的发病率、患病率和死亡率，儿童生长发育指标和卫生服务提供指标等；④疾病登记：例如某种疾病的发病、死亡、治疗或其他信息；⑤卫生相关部门的资料：指的是卫生部门以外相关部门的资料，或者是非卫生专业人员协助搜集的资料。

2. 调查监测资料 ①调查资料：当资料无法从常规登记中获得时，则需要进行专题现场调查，例如全国卫生服务调查，对居民的卫生服务利用行为及特征、重点疾病的管理及成效、重点人群的健康问题等方面进行专项调查。②监测资料：要获得一些传染病和慢性非传染性疾病的发病和患病资料，需要建立疾病监测点，以便及时获得有关这些疾病的发生、流行情况，为制定有效的措施防止疾病的发生和发展提供依据。例如艾滋病、糖尿病、肿瘤等。

知识链接

全国卫生服务统计调查

全国卫生服务统计调查是卫生健康统计调查制度的重要组成部分。我国自1993年开始，每5年在全国范围内开展一次，旨在通过需方调查获取居民健康状况、卫生服务需求及居民获得感等信息，反映我国卫生健康事业改革与发展的成效。

最近的一次调查为2018年开展的全国第六次卫生服务调查，由国家卫生健康委员会启动，调查覆盖全国31个省（自治区、直辖市）、156个县（市、区）、752个乡镇（街道）、1561个行政村（居委会）、94076户居民。

《全国第六次卫生服务统计调查报告》显示87.1%的居民在县域内医疗机构就诊，农村居民在县域内医疗机构就诊的比例超过90%，居民主要的看病就医问题基本上能在县域内得到解决，与之前调查相比，居民的卫生服务可及性提高，分级诊疗制度实施的效果显现，医疗保障水平稳步提高，卫生服务体系建设不断推进，使得居民医疗服务需求持续得到释放。

另外，基本医疗保险覆盖率达到96.8%，比2013年提高1.7个百分点，贫困人口的社会医疗保险覆盖率逐年上升，已经超过了全人口的社会医疗保险覆盖率，达到97.8%。这表明，我国医保覆盖率和利用率都在稳步提升，保障水平进一步提高。

我国卫生状况常用的资料来源包括《中国卫生健康统计年鉴》《中国统计年鉴》《中国人口年鉴》等，其包含的主要内容和获取方式参见表6－1。

表6－1 我国卫生状况常用资料来源

资料名称	出版/发布机构	主要内容
中国卫生健康统计年鉴	国家卫生健康委员会	我国卫生健康事业发展情况
中国统计年鉴	国家统计局	我国经济、社会发展情况、人口及卫生服务情况
中国人口年鉴	中国社会科学院	我国人口及相关事业发展情况
中国生态环境统计年报	国家生态环境部	我国环境相关数据、环保工作情况

二、社会卫生状况的评价指标

（一）人群健康指标

所有的生物体都会经历生长、老化、死亡的过程，在这一个漫长的过程中，可以把健康与疾病看作是一个连续的统一体或者是分度尺，其实质是一个由量变到质变的过程。健康是不断的动态变化、存在着不同的中间状态。因此，人群健康状况的评价指标是一系列描述不同状态的指标，涉及疾病、残疾、生长发育、死亡等方面，这些指标有的是单一型的，例如病死率；有些是复合型的，例如潜在减寿年数。

1. 单一型指标 这类指标仅测量健康的某一方面，常用的指标包括发育统计指标、疾病统计指标和死亡统计指标（表6-2）。

表6-2 常用的人群健康状况单一型指标

指标类别	指标名称	公式
发育统计指标	出生率	年内的活产数/同年平均人口数或年中人口数×1000‰
	新生儿低体重百分比	出生体重低于2500克的新生儿/该年活产数×100%
疾病统计指标	发病率	某时间某病新发病例数/同时期平均人口数×1000‰（或100000/10万）
	患病率	某时期某病新旧病例数/同时期平均人口数×1000‰（或100000/10万）
	病死率	因某病死亡人数/同期该病患病人数×100%
死亡统计指标	死亡率	年内死亡人数/该年平均人口数或年中人口数×1000‰
	婴儿死亡率	同年不满1周岁婴儿死亡数/该年活产数×1000‰
	新生儿死亡率	同年未满28天新生儿死亡数/该年活产数×1000‰
	5岁以下儿童死亡率	同年5岁以下儿童死亡数/该年活产数×1000‰
	孕产妇死亡率	同年孕产妇死亡人数/该年活产数×100000/10万

2. 复合型指标 上述单一型指标主要测量疾病、发育、死亡的某一个方面，相对片面和孤立，无法全面地反映不断变化的人群健康状况。复合型指标指的是由两个或两个以上指标组成的综合指标，常用的指标如下。

（1）潜在减寿年数（potential years of life lost，PYLL） 某一人群在一定时期内（通常为1年），在目标生存年龄（通常为70岁或平均期望寿命）以内死亡所造成的寿命减少的总人年数。它是指“早死”所造成的寿命损失。

（2）无残疾期望寿命（life expectancy free of disability，LEFD） 指的是以残疾作为观察终点，代替普通寿命表中的死亡。运用现实寿命表的计算原理，扣除处于残疾状态下所消耗的平均寿命，得到无残疾状态下的预期平均生存年数。该指标测量的是质量较高的生命过程，综合了死亡率和残疾与活动受限率两个指标。

（3）活动期望寿命（activity life expectancy，ALE） 指以日常生活自理能力的丧失作为观察终点，替代普通寿命表中的死亡结局。它指的是人们能维持良好的日常生活活动功能的年限。

（4）伤残调整生命年（disability adjusted life year，DALY） 疾病死亡损失健康生命年与疾病伤残（残疾）损失健康生命年相结合的指标，是生命数量和生活质量以时间为单位的综合性指标，是衡量健康生命损失的指标，目前全球疾病负担多以该指标进行测算，应用非常普遍。

（5）健康期望寿命（healthy life expectancy，HALE） 指扣除了死亡和伤残影响之后的平均期望寿命，可以理解为“完全健康期望寿命”，是世界卫生组织开发的一个衡量健康的新指标。

（二）健康影响因素指标

健康的影响因素众多，其指标也很多，通常分为人口和环境指标、卫生保健服务指标两大类。

1. 人口和环境指标 主要涉及人口学指标、自然环境指标与社会发展指标。

（1）人口学指标 主要包括人口总数、人口构成、人口自然增长率、性别构成、年龄构成等。

（2）自然环境指标 主要包括人均居住面积、人均占有公共绿地面积、垃圾管理合格率、自然水入户比例、每万人拥有公共厕所数、环境空气质量优良天数占比等。

（3）社会发展指标 主要包括人均国内生产总值、人均国民收入、劳动人口就业率、15岁以上人口识字率等，还包括一些综合性的指标，例如人类发展指数、国民幸福指数等。

2. 卫生保健服务指标 主要包含卫生服务指标、卫生资源指标和卫生保障指标（表6－3）。卫生保健服务指标能够反映卫生系统向居民提供服务的数量、居民利用卫生服务的情况以及国家对卫生保健的综合投入等。

表6－3 常用的卫生保健服务指标

指标类型	指标名称
卫生服务指标	两周患病率
	两周患病天数
	两周卧床率
	两周活动受限率
	慢性病患病率
卫生资源指标	每万人口全科医生数
	每千人口医师数
	每千人口护士数
	每千人口床位数
	每千人口医疗机构数
	卫生总费用
	人均卫生费用
卫生保障指标	卫生总经费占国内生产总值的百分比
	健康保障制度人群覆盖率
	名义报销比例和实际报销比例
	卫生事业经费占政府支出百分比

第二节 我国社会卫生状况

一、人群健康状况

随着社会经济的发展，我国居民健康水平持续改善，但也呈现出地区和人群的差异，面临着一些挑战。人群健康状况的特点如下。

（一）人群健康水平显著提高

1949年以来，我国居民的各项健康指标都有大幅的提升。1949年，我国人均期望寿命仅为35岁，2021年提高到78.2岁。2022年，我国《卫生健康事业发展统计公报》显示，孕产妇死亡率从中华人民共和国成立前的1500/10万降到15.7/10万，婴儿死亡率和5岁以下儿童死亡率从200‰、300‰分别降至4.9‰、6.8‰。目前我国居民的主要健康指标居于中高收入国家前列。

（二）人群健康状况存在地区差异

由于我国广阔复杂的地理条件和庞大的人口数量，加上各地社会经济发展的差异，导致我国人群健康状况呈现明显的地区差异。表现为农村居民的健康水平低于城镇，东部地区优于中西部地区，健康水平的差异与社会经济发展水平一致。例如上文所述的孕产妇死亡率、婴儿死亡率等指标，农村与城市的差距均较大（表6－4），其中农村地区的新生儿死亡率和5岁以下儿童死亡率比城市高出2倍左右。

表 6-4　2022 年我国城市与农村部分健康指标

指标	城市	农村
孕产妇死亡率（1/10 万）	14.3	16.6
婴儿死亡率（‰）	3.1	5.7
新生儿死亡率（‰）	1.8	3.6
5 岁以下儿童死亡率（‰）	4.2	8.0

（三）面临多重疾病负担的挑战

半个多世纪以来，我国医务工作者通过贯彻“预防为主”的卫生工作方针，积极开展疾病预防控制工作，取得了举世瞩目的成就。例如，20 世纪 50～60 年代就消灭或控制了天花、鼠疫、黑热病等疫情，多数传染病的发病率和死亡率大幅度下降。但是，近年来性传播疾病发病率持续上升，结核病病例数居高不下，非典型肺炎、人高致病性禽流感、新型冠状病毒感染等新发传染病出现流行。与此同时，慢性病在全球呈现流行趋势，已成为严重威胁世界人民健康，影响国家经济社会发展的重大公共卫生问题，全球疾病总负担近 50% 由慢性病所致。我国的慢性非传染性疾病也呈现出高患病率、高发病率、高死亡率等典型流行特点。我国正面临着来自传染性疾病与慢性非传染性疾病的双重疾病负担。

根据国家卫生健康委员会公布数据：2021 年全国（不含香港、澳门特别行政区和台湾地区，下同）共报告法定传染病 6233537 例，死亡 22198 人，报告发病率为 442.16/10 万，报告死亡率为 1.57/10 万。甲类传染病共报告发病 6 例，无死亡，报告发病率为 0.0004/10 万。乙类传染病报告发病率为193.45/10 万，报告死亡率为 1.57/10 万，报告发病数居前 5 位的病种依次为病毒性肝炎、肺结核、梅毒、淋病和布鲁氏菌病；报告死亡数居前 5 位的病种依次为艾滋病、肺结核、病毒性肝炎、狂犬病和流行性出血热。丙类传染病报告发病率为 248.71/10 万，报告死亡率为 0.0013/10 万。

慢性病已成为影响人民健康和导致死亡的首要原因。据估算目前中国确诊的慢性病患者超过 3 亿，根据《中国居民营养与慢性病报告（2020 年）》数据显示，18 岁及以上居民高血压患病率为 27.5%，比 2015 年上升了 2.3 个百分点；我国 18 岁及以上居民糖尿病患病率为 11.9%，比 2015 年上升了 2.2 个百分点；近十年中国肿瘤登记地区男女合计的癌症发病率每年平均上升 3.79%。居民慢性病死亡率为 685.0/10 万，占全部死亡人数的 88.5%，其中男性为 775.1/10 万，女性为 592.1/10 万，男性高于女性；城市为 664.2/10 万，农村为 706.2/10 万，农村高于城市。而且，随着我国人口老年人口增加，不健康生活方式如吸烟、过量饮酒、身体活动不足和高盐、高脂等不健康饮食的暴露水平不断提高，导致潜在慢性疾病患者众多，慢性病患者生存期的延长，也将使得我国慢性病患者基数不断扩大，其防控工作仍然面临巨大挑战。

知识链接

我国卫生资源状况

自中华人民共和国成立以来，我国卫生与健康事业稳步发展，医疗卫生服务体系不断完善。1950 年全国医疗卫生机构数量仅 8915 所，2022 年为 1032918 所，增长 110 余倍；医院数量由 1950 年的 2803 所，增加至 2022 年的 36976 所。医疗机构床位数由 1950 年的 11.91 万张，增加至 2022 年的 974.9 万张，增长 80 余倍。

《2022 年我国卫生健康事业发展统计公报》显示，截至 2022 年末，全国医疗卫生机构总数 1032918 个，卫生人员数量 1441.1 万人。每千人口执业（助理）医师 3.15 人，每千人口注册护士 3.71 人；每万人口全科医生数为 3.28 人，每万人口专业公共卫生机构人员 6.94 人。2022 年全国卫生总费用初步推算为 84846.7 亿元，其中政府卫生支出 23916.4 亿元，占 28.2%。人均卫生总费用 6010.0 元，卫生总费用占GDP的比例为7.0%。

2022年初，国家卫生健康委员会发布《医疗机构设置规划指导原则（2021—2025）》，提出要充分对接国家总体部署，构建优质均衡高效的医疗服务体系，发展全方位全周期健康服务，并提出指导性目标：到2025年全国每千人口床位数要增加1张，提升至7.4~7.5张；每千人口执业（助理）医师数增至3.20人，每千人口注册护士数增至3.80人。

二、健康中国

人民健康是中国式现代化的应有之义，卫生健康文化是中国特色社会主义文化的重要组成部分。1949年以来特别是改革开放以来，我国健康领域的成就显著，人民健康水平持续提高。但随着经济和社会的发展，出现了一系列新的挑战，如人口老龄化、疾病谱变化、生态环境及生活方式变化等。《“健康中国2030”规划纲要》是我国首次在国家层面制定的健康领域中长期战略规划，是到2030年推进健康中国建设的宏伟蓝图和行动纲领，对全面建成小康社会、加快推进社会主义现代化具有重大意义。同时，也是我国积极参与全球健康治理、履行对联合国“2030可持续发展议程”承诺的重要举措。

《“健康中国2030”规划纲要》由序言及八篇内容组成。八篇分别为总体战略、普及健康生活、优化健康服务、完善健康保障、建设健康环境、发展健康产业、健全支撑与保障及强化组织实施，共29章。

（一）指导思想

推进健康中国建设，必须高举中国特色社会主义伟大旗帜，全面贯彻党的十八大和十八届三中、四中、五中全会精神，以马克思列宁主义、毛泽东思想、邓小平理论、“三个代表”重要思想、科学发展观为指导，深入学习贯彻习近平总书记系列重要讲话精神，紧紧围绕统筹推进“五位一体”总体布局、协调推进“四个全面”战略布局，认真落实党中央、国务院决策部署，坚持以人民为中心的发展思想，牢固树立和贯彻落实新发展理念，坚持正确的卫生与健康工作方针，以提高人民健康水平为核心，以体制机制改革创新为动力，以普及健康生活、优化健康服务、完善健康保障、建设健康环境、发展健康产业为重点，把健康融入所有政策，加快转变健康领域发展方式，全方位、全周期维护和保障人民健康，大幅提高健康水平，显著改善健康公平，为实现“两个一百年”奋斗目标和中华民族伟大复兴的中国梦提供坚实健康基础。

遵循的基本原则如下。

1. 健康优先 把健康摆在优先发展的战略地位，立足国情，将促进健康的理念融入公共政策制定实施的全过程，加快形成有利于健康的生活方式、生态环境和经济社会发展模式，实现健康与经济社会良性协调发展。

2. 改革创新 坚持政府主导，发挥市场机制作用，加快关键环节改革步伐，冲破思想观念束缚，破除利益固化藩篱，清除体制机制障碍，发挥科技创新和信息化的引领支撑作用，形成具有中国特色、促进全民健康的制度体系。

3. 科学发展 把握健康领域发展规律，坚持预防为主、防治结合、中西医并重，转变服务模式，构建整合型医疗卫生服务体系，推动健康服务从规模扩张的粗放型发展转变到质量效益提升的绿色集约式发展，推动中医药和西医药相互补充、协调发展，提升健康服务水平。

4. 公平公正 以农村和基层为重点，推动健康领域基本公共服务均等化，维护基本医疗卫生服务的公益性，逐步缩小城乡、地区、人群间基本健康服务和健康水平的差异，实现全民健康覆盖，促进社会公平。

（二）战略主题

“共建共享、全民健康”，是建设健康中国的战略主题。核心是以人民健康为中心，坚持以基层为重点，以改革创新为动力，预防为主，中西医并重，把健康融入所有政策，人民共建共享的卫生与健康工作方针，针对生活行为方式、生产生活环境以及医疗卫生服务等健康影响因素，坚持政府主导与调动社会、个人的积极性相结合，推动人人参与、人人尽力、人人享有，落实预防为主，推行健康生活方式，减少疾病发生，强化早诊断、早治疗、早康复，实现全民健康。

1. 共建共享 是建设健康中国的基本路径。从供给侧和需求侧两端发力，统筹社会、行业和个人三个层面，形成维护和促进健康的强大合力。要促进全社会广泛参与，强化跨部门协作，深化军民融合发展，调动社会力量的积极性和创造性，加强环境治理，保障食品药品安全，预防和减少伤害，有效控制影响健康的生态和社会环境危险因素，形成多层次、多元化的社会共治格局。要推动健康服务供给侧结构性改革，卫生计生、体育等行业要主动适应人民健康需求，深化体制机制改革，优化要素配置和服务供给，补齐发展短板，推动健康产业转型升级，满足人民群众不断增长的健康需求。要强化个人健康责任，提高全民健康素养，引导形成自主自律、符合自身特点的健康生活方式，有效控制影响健康的生活行为因素，形成热爱健康、追求健康、促进健康的社会氛围。

2. 全民健康 是建设健康中国的根本目的。立足全人群和全生命周期两个着力点，提供公平可及、系统连续的健康服务，实现更高水平的全民健康。要惠及全人群，不断完善制度、扩展服务、提高质量，使全体人民享有所需要的、有质量的、可负担的预防、治疗、康复、健康促进等健康服务，突出解决好妇女儿童、老年人、残疾人、低收入人群等重点人群的健康问题。要覆盖全生命周期，针对生命不同阶段的主要健康问题及主要影响因素，确定若干优先领域，强化干预，实现从胎儿到生命终点的全程健康服务和健康保障，全面维护人民健康。

（三）战略目标

健康中国的战略目标分为“三步走”，分别为到2020年、2030年、2050年的目标。

到2020年，建立覆盖城乡居民的中国特色基本医疗卫生制度，健康素养水平持续提高，健康服务体系完善高效，人人享有基本医疗卫生服务和基本体育健身服务，基本形成内涵丰富、结构合理的健康产业体系，主要健康指标居于中高收入国家前列。

到2030年，促进全民健康的制度体系更加完善，健康领域发展更加协调，健康生活方式得到普及，健康服务质量和健康保障水平不断提高，健康产业繁荣发展，基本实现健康公平，主要健康指标进入高收入国家行列。

到2030年具体实现以下目标：①人民健康水平持续提升。人民身体素质明显增强，2030年人均预期寿命达到79.0岁，人均健康预期寿命显著提高。②主要健康危险因素得到有效控制。全民健康素养大幅提高，健康生活方式得到全面普及，有利于健康的生产生活环境基本形成，食品药品安全得到有效保障，消除一批重大疾病危害。③健康服务能力大幅提升。优质高效的整合型医疗卫生服务体系和完善的全民健身公共服务体系全面建立，健康保障体系进一步完善，健康科技创新整体实力位居世界前列，健康服务质量和水平明显提高。④健康产业规模显著扩大。建立起体系完整、结构优化的健康产业体系，形成一批具有较强创新能力和国际竞争力的大型企业，成为国民经济支柱性产业。⑤促进健康的制度体系更加完善。有利于健康的政策法律法规体系进一步健全，健康领域治理体系和治理能力基本实现现代化。

到2050年，建成与社会主义现代化国家相适应的健康国家。

（四）战略任务

以人民健康为中心，围绕健康的影响因素，针对个人生活与行为方式、医疗卫生服务与保障、生产与生活环境等因素，提出普及健康生活、优化健康服务、完善健康保障、建设健康环境、发展健康产业等5个方面的战略任务。

1. 普及健康生活 推进全民健康生活方式行动，提高全民健康素养。加强健康教育，加大学校健康教育力度，将健康教育纳入国民教育体系；塑造自主自律的健康行为，引导合理膳食，开展控烟限酒，促进心理健康，减少不安全性行为和毒品危害；提高全民身体素质，完善全民健身公共服务体系，广泛开展全民健身运动，加强体医融合和非医疗健康干预，促进重点人群体育活动。

2. 优化健康服务 强化覆盖全民的公共卫生服务，防治重大疾病，完善计划生育服务管理，推进基本公共卫生服务均等化；提供优质高效的医疗服务，完善医疗卫生服务体系，创新医疗卫生服务供给模式，提升医疗服务水平和质量；充分发挥中医药独特优势，提高中医药服务能力，发展中医养生保健治未病服务，推进中医药继承创新；加强重点人群健康服务，提高妇幼健康水平，促进健康老龄化，维护残疾人健康。

3. 完善健康保障 健全医疗保障体系，完善全民医保体系，健全医保管理服务体系，积极发展商业健康保险；完善药品供应保障体系，深化药品、医疗器械流通体制改革；完善国家药物政策，巩固完善国家基本药物制度，完善药品价格形成机制。

4. 建设健康环境 深入开展爱国卫生运动，加强城乡环境卫生综合整治，建设健康城市和健康村镇；加强影响健康的环境问题治理，深入开展大气、水、土壤等污染防治，实施工业污染源全面达标排放计划，建立健全环境与健康监测、调查和风险评估制度；保障食品药品安全，加强食品安全监管，强化药品安全监管；完善公共安全体系，强化安全生产和职业健康，促进道路交通安全，预防和减少伤害，提高突发事件应急能力，健全口岸公共卫生体系。

5. 发展健康产业 优化多元办医格局，发展健康服务新业态，积极发展健身休闲运动产业，通过加强医药技术创新、提升产业发展水平促进医药产业发展。

知识链接

将健康融入所有政策

没有全民健康，就没有全面小康。《“健康中国2030”规划纲要》提出，要健全支撑与保障，加强各部门各行业的沟通协作，形成促进健康的合力。强调各地区各部门要将健康中国建设纳入重要议事日程，健全领导体制和工作机制，将健康中国建设列入经济社会发展规划。

继《“健康中国2030”规划纲要》颁布之后，为了持续推进健康中国建设，2019年6月，印发《国务院关于实施健康中国行动的意见》。2019年7月，从国家层面成立健康中国行动推进委员会，并发布《健康中国行动（2019—2030年）》，针对重大疾病和一些突出问题，聚焦重点人群，实施一批重大行动，主要涉及15项并提出各项行动的主要指标。2020年6月1日，《中华人民共和国基本医疗卫生与健康促进法》实施，这是我国卫生与健康领域的第一部基础性、综合性法律，为健康中国建设进一步提供了法治保障。

回顾“十三五”时期，我国扎实推进健康中国建设，启动实施健康中国行动，深入开展爱国卫生运动，持续完善国民健康政策。重大疾病防治成效显著，居民健康素养水平从10.25%提高到23.15%，人均基本公共卫生服务经费补助标准提高到74元，多数疫苗可预防传染病发病率降至历史最低水平，重大慢性病过早死亡率呈现下降趋势。重点人群健康服务不断完善；医药卫生体制改革深入推进；健康扶贫任务全面完成；中医药服务体系持续完善，独特优势日益彰显。经过努力，人民健康水平不断提高。《“健康中国2030”规划纲要》确定的13项主要指标已基本达成2020年的阶段性目标。

第三节　社会卫生策略

一、21 世纪人人享有卫生保健

1998 年第 51 届世界卫生大会召开，WHO 各成员国发表了题为“21 世纪人人享有卫生保健”的宣言。“21 世纪人人享有卫生保健”是一个理想，在人们的生存机会中能够最大限度地实现每个人的健康。它是一个促使人民健康逐步改善的过程，而不是单一有限的目标。

（一）主要内容与目标

21 世纪人人享有卫生保健的主要内容是：重申健康是每个公民的基本人权，每个公民都有相同的权利、义务和责任来获得最大可能的健康；人类的健康水平提高和幸福，是社会经济发展的终极目标。

21 世纪人人享有卫生保健的 3 个总目标是：①提高平均期望寿命的同时提高生活质量；②在国家内部和国家之间改善健康的公平程度；③卫生系统可持续发展，保证人民利用这一系统所提供的服务。总目标实现的政策基础是使健康成为人类发展的中心和发展可持续卫生系统以满足人民的需要。

（二）实施策略

WHO 建议的 4 项重大行动是：①与贫困作斗争；②在所有的环境中促进健康；③部门间的协调、协商和互利；④将卫生列入可持续发展规划。

二、初级卫生保健

20 世纪 70 年代初，WHO 确定了九个国家作为“寻求发展中国家满足基本卫生服务需求的可行性方法”研究的对象并形成报告，在此次报告中第一次运用了初级卫生保健“Primary Health Care”（PHC）这一术语。1977 年第 30 届世界卫生大会决定，各国政府和 WHO 的主要卫生目标应该是：到 2000 年，全世界所有人民在社会和经济方面达到有成效的健康水平，即“2000 年人人健康”的战略目标。1978 年，WHO 和联合国儿童基金会联合主持的国际初级卫生保健会议在斯坦共和国阿拉木图举办，会议形成了《阿拉木图宣言》，明确提出：初级卫生保健是实现“人人享有卫生保健”的基本策略和途径。

（一）基本概念与原则

《阿拉木图宣言》指出，初级卫生保健是一种基本的卫生保健，它依靠切实可行、学术上可靠而又为社会所接受的方式与技术，尽可能接近于人们居住及工作场所，能通过个人及家庭的参与而得到普及，费用能够为个人和政府所承担。其目的是使全体人民公平地获得基本的卫生保健服务，但不代表低水平、低成本，而是强调公平合理地分配和利用卫生资源。

初级卫生保健的基本原则包括社会公平原则、社区参与原则、部门协同原则和成本效果与效率原则。

1. 社会公正　初级卫生保健思想的核心是实现卫生服务提供和卫生服务资源分配与利用的公正性。要确保满足人民最基本的卫生需要所必需的资源上和服务上的可及性和覆盖面。

2. 社区参与　在改善卫生状况和健康水平的过程中，社区和群众将发挥重要作用。强调社区、居民的高度参与，使他们充分了解初级卫生保健的意义和方法，消除存在于社区的潜在健康危险因素。

3. 部门协同　健康与整个社会状况密切相关，卫生保健是社会经济发展的组成部分，实行初级卫生保健不能仅依靠卫生部门，而必须与各个相关部门共同行动和协作，并要有特殊机制建立和保持这种部门之间通力合作的协同性。

4. 成本效果与效率 初级卫生保健是以最少的成本生产最大效益的模式分配资源，并且这种效益的衡量标准应以大多数人类健康需要的满足程度为依据。

（二）基本任务与要素

初级卫生保健的基本任务包括 4 方面内容。①促进健康：加强自我保健，增强体质和心理健康；②预防：在发病前期采取措施，防止疾病的发生；③治疗：在发病初期采取措施，防止疾病继续发展，早期发现、早期诊断、及时治疗；④康复：患者症状和体征已经出现，防止并发症和残疾，防止病残，加强康复。

基本要素可以根据不同的国家和人群而有所不同，但至少应包括以下 8 项：①增进必要的营养和供应充足的安全饮用水；②基本的环境卫生；③妇幼保健；④主要传染病的预防接种；⑤地方病的预防和控制；⑥当前主要卫生问题及其预防控制方法的宣传教育；⑦常见病和创伤的恰当处理；⑧保证基本药物的供应。

三、千年发展目标与可持续发展目标

（一）千年发展目标

2000 年召开的联合国首脑会议上，签署了《联合国千年宣言》，针对消除贫穷、饥饿、疾病、文盲、环境恶化和歧视妇女的问题，商定了有时限的目标及指标。这些目标和指标统称为千年发展目标，被置于全球议程的核心。旨在以 1990 年水平为标准，在 2015 年实现将全球贫困水平降低一半，全力满足全世界最贫穷人口的基本需求。

千年发展目标共包括 8 项，分别为：①消灭极端贫穷和饥饿；②普及小学教育；③促进两性平等并赋予妇女权力；④降低儿童死亡率；⑤改善产妇保健；⑥对抗艾滋病、疟疾以及其他疾病；⑦确保环境的可持续能力；⑧全球合作促进发展。

（二）可持续发展目标

可持续发展是指既满足当代人的需求和愿望，又不损害后代人满足需要能力的发展。在 2015 年的联合国可持续发展峰会上，会员国通过了 2030 年可持续发展议程，共同承诺要结束各种形式的贫困、反对不平等和应对气候变化，确保“所有人都能有尊严、平等地在健康环境中发挥其潜能”。可持续发展目标是以 2000～2015 年期间的千年发展目标为基础，为未来 15 年的发展道路设计了样板，力求更加公平地惠及所有人群，从卫生和教育、水及卫生设施、粮食安全与农业、住房与住所等多领域，制定更综合、更具包容性的战略，让人人都能从发展中受益。

可持续发展目标由 17 个目标、169 个子目标和 230 个指标组成。在 17 个目标中，目标 3 的内容完全与健康相关，即让不同年龄段的所有人过上健康的生活，促进他们的安康。目标的具体内容包括孕产妇死亡率，5 岁以下儿童死亡率，新生儿死亡率，每千人口新感染艾滋病病毒人数，心血管疾病、癌症、糖尿病或慢性呼吸道疾病的死亡率，自杀死亡率，有害使用酒精情况，基本卫生服务的覆盖率，家庭和环境空气污染所致死亡率，意外中毒所致死亡率，15 岁及 15 岁以上人群的年龄标准化现在烟草使用率，医务人员的密度和分布等。

此外，其他目标也涉及到健康问题，如营养，性别平等，水和卫生设施，可持续城市和社区等。这些目标的实现将有助于实现全民健康覆盖，提高健康水平。

知识链接

上海宣言

2016年我国与世界卫生组织共同成功举办第九届全球健康促进大会，上海全球健康促进大会重申了健康促进在增进健康和健康公平方面的重要性，讨论并通过了《2030可持续发展中的健康促进上海宣言》（简称《上海宣言》）和《健康城市上海共识》。《上海宣言》共分为七个部分：我们认识到健康和福祉对可持续发展是不可或缺的，我们将对所有可持续发展目标采取行动来促进健康，我们将为健康做出大胆的政治选择，良好治理对健康至关重要，城市和社区是实现健康的关键场所，健康素养促进赋权和公平，行动呼吁。

四、我国卫生工作方针

卫生工作方针是不同时期卫生发展策略的体现，针对某一历史时期和社会经济发展水平的不同阶段，对卫生发展趋势和卫生问题做出的总体判断，也是对卫生发展的理念、重点、基本要求与对策等的高度概括，是政府领导卫生工作的基本指导思想，具有鲜明的时代特征。我国的卫生工作方针的沿革与发展可以概括为3个时期，中华人民共和国成立后至改革开放初期、改革开放后、新时期的卫生方针。

（一）中华人民共和国成立后至改革开放初期卫生工作方针

1949年9月召开的第一届全国卫生行政会议初步确立了“预防为主”的工作方针，将卫生工作的重点放在保证生产建设和国防建设方面，面向农村、工矿，依靠群众，开展卫生保健工作”的工作方针。1950年结合当时人民对卫生保健的需要以及社会经济和卫生服务情况，制定了“面向工农兵，预防为主，团结中西医”三项方针。1952年将“卫生工作与群众运动相结合”列入卫生工作方针，形成了“面向工农兵，预防为主，中西医结合，卫生工作与群众运动相结合”的四项方针。

在这一方针的指导下，经过30余年的发展，实施了一系列卫生政策和措施，初步建立起遍布城乡的医疗卫生网络，消灭或基本消灭了严重危害人民健康的传染病，我国居民健康水平显著改善。

（二）改革开放后的卫生工作方针

1990～1991年，我国将卫生工作方针确定为“贯彻预防为主，依靠科技进步，动员全社会参与，中西医并重，为人民健康服务”的卫生工作方针。1997年，中共中央、国务院确定了“以农村为重点，预防为主，中西医并重，依靠科技与教育，动员全社会参与，为人民健康服务，为社会主义现代化建设服务”的卫生工作方针。

这一方针是在认真总结中华人民共和国成立以来卫生工作的经验，并且结合社会经济和卫生工作的新形势提出的。在这一方针的指导下，我国制定了支持农村卫生工作、公共卫生及中医药事业的一系列措施，建立了农村卫生网络、新型农村合作医疗，大力开展爱国卫生运动，将妇幼保健目标纳入国家总体规划等举措，持续推进我国卫生事业的发展，提升我国人民健康水平。

（三）新时期的卫生与健康工作方针

2015年10月，党的十八届五中全会明确提出了推进健康中国建设的任务。2016年，中共中央、国务院召开的全国卫生与健康大会上指出，新形势下，我国卫生与健康工作方针是“以基层为重点，以改革创新为动力，预防为主，中西医并重，把健康融入所有政策，人民共建共享”。这一方针是在深入分析我国卫生与健康事业发展大势的基础上形成的。以基层为重点，是根据统筹城乡区域发展和城镇化建设的需要，把以农村为重点扩展到城乡整个基层，增强基层防病治病能力；以改革创新为动力，就是深化医药卫生体制改革，全力推进卫生与健康领域理论创新、制度创新、管理创新、技术创新。预防为主，中西医并重，是对长期以来实践证明行之有效的做法的坚持、继承和发展；把健康融入所有政策，人民共建共享，就是从健康影响因素的广泛性、社会性、整体性出发，更加强调政府统筹协调的责任，更加突出依靠群众，调动全社会参与的积极性、主动性和创造性。这个方针的根本点是坚持以人民为中心的发展思想，坚持为人民健康服务，这是我国卫生与健康事业必须一以贯之坚持的基本要求。

习近平总书记强调，没有全民健康，就没有全面小康。要把人民健康放在优先发展的战略地位，以普及健康生活、优化健康服务、完善健康保障、建设健康环境、发展健康产业为重点，加快推进健康中国建设，努力全方位、全周期保障人民健康，为实现“两个一百年”奋斗目标、实现中华民族伟大复兴的中国梦打下坚实健康基础。

在新时期的卫生与健康方针的指导下，近年来我国卫生事业发展迅速，坚持深化改革，强化保障，推动医疗、医保、医药联动，健康事业与健康产业有机衔接，全民健身和全民健康深入融合，使健康政策融入全局，健康服务贯穿全程，健康福祉惠及全民。

练习题

答案解析

1. 什么是社会卫生状况？
2. 社会卫生状况的评价指标包括哪些？其中常用的人群健康指标是什么？
3. 简述我国人群健康状况的特点。
4. 建设健康中国的战略主题是什么？健康中国的战略目标分为哪几个阶段？
5. 我国卫生工作方针经历哪些时期？新时期的卫生与健康工作方针是什么？

（龙　鑫）

书网融合……

本章小结　　微课　　题库

第七章　生命质量评价

PPT

学习目标

知识目标

1. 掌握　生命质量的概念、构成；生命质量评价的内容与方法。

2. 熟悉　生命质量评价的步骤和常用的测量工具；健康良好状态指数评价、健康调查量表；WHO 生存质量测定量表；生命质量评价的应用。

3. 了解　生命质量研究产生的背景、历史演进和发展；疾病影响量表、癌症患者生活功能指标量表、欧洲生存质量测定量表；生命质量评价的实用案例。

能力目标

能灵活应用生命质量评价解决医学领域相关问题。

素质目标

通过本章的学习，树立追求最长的生存时间和最高的生活质量的人类生活最终目的。

情景导入

情景：2000 年，WHO 在《世界卫生报告》中推荐将健康期望寿命作为评价人群健康的综合测量指标。2002 年 WHO 研发了专门的自报健康调查量表，用于计算评价人群健康的综合指标，并将该方法计算出的指标称为健康期望寿命（health - adjusted life expectancy，HALE）。相对于我们比较常用和熟悉的期望寿命，健康期望寿命能够在关注生命数量的同时，更加关注生命的质量。

2012 年北京市健康期望寿命采用国际通用的沙利文（Sullivan）法，使用北京市 18 岁及以上户籍居民的人群死亡信息和健康状态两方面的资料进行计算。北京市成年居民健康期望寿命的结果提示我们，虽然北京市居民的期望寿命已经达到了国际发达国家的水平，但居民生命质量并不是非常理想，医学技术可以延长你的生命时间，但是不能保证你的生命质量。要提升生命质量，需要我们从自身做起，坚持体育锻炼来保持健康状态，选择健康生活方式来预防慢性疾病的威胁，共同提升北京市居民的健康水平。

思考：

1. 采用健康期望寿命评价居民健康水平体现了什么样的健康理念？
2. 对生命质量的影响主要来自于哪些方面？

第一节　生命质量概述

一、生命质量研究的历史

生命质量（quality of life，QOL）又称生活质量、生存质量。早期的生活质量主要用来表示人们的物质追求和享受，后来又包括个人自由和精神生活，内容覆盖了从获得生活必需品到实现个人满足感与幸福感的广泛领域。1933 年胡佛研究中心的奥格伯恩（Ogburn）在其主编的《近期美国动向》一书中最早提出生命质量的概念，是针对经济复苏后的美国社会犯罪率增加、社会动荡的局面开始的社会指标体系的研究，所以生命质量最初是一个社会学的概念。社会学意义上的 QOL 分为宏观、微观两个层次：宏观层次研究人口群体的生命质量，如世界、国家和地区人口的生命质量；微观层次研究个体和家庭的生命质量。

生命质量的研究主要经历了三个时期。①研究早期：生命质量的研究起源于 20 世纪 30 年代的美国，最先是作为一个社会学指标来使用。②成熟期：20 世纪 50 ~ 60 年代是生命质量研究的兴起期。代表人物是美国经济学家加尔布雷斯（Calbraith J. K），他于 1958 年撰写了《富裕社会》一书，认为生命质量的本质是一种主观体验，个人对其人生际遇程度以及在社会中实现自我价值的体验等是生命质量的主要内容。1966 年波尔（Bauer）主编的《社会指标》论文集发表后，在社会学指标研究领域大致形成两大流派：其一是客观社会学指标派，主要用一些社会及环境的客观条件指标来反映社会发展水平。其二是主观生命质量派，强调个人对社会及环境的主观感受。③分化期：此期是生命质量在社会学领域研究的鼎盛时期，随着现代医学的发展和医学模式的转变，20 世纪 70 年代后期在医学领域备受瞩目，同时生命质量研究在社会学和医学的交叉学科社会医学领域得到了长足的发展，并逐渐形成了研究热潮。如生命质量测评已被广泛用于癌症、慢性病及某些特殊人群（如老年人）的测评，从而为治疗方法或干预措施的筛选、卫生资源分配的决策等提供综合依据。

总之，生命质量研究始于 20 世纪 30 年代的美国，兴起于 50 ~ 60 年代，70 年代后期在医学领域备受瞩目，并在 80 年代后形成新的研究热潮。1992 年，出版了专门的生命质量研究杂志；1994 年，成立了国际性研究协会 ISOQL，召开一年一度的国际会议对有关问题进行探讨，并发行了相应的生命质量研究通讯。目前，生命质量研究广泛应用于医学、社会学、伦理学、经济学等领域。

二、生命质量的含义与特征

（一）生命质量的含义

1. 生命质量（QOL）的概念 生命质量至今未有公认的定义。多年来，不少学者对其概念进行了探讨，但多从自己的专业角度出发，从而导致其多义性和复杂性，提出的概念数以百计。按照 WHO 生命质量研究组的定义，生命质量是指不同的文化和价值体系中的个体对与他们的目标、期望、标准以及所关心的事情有关的生存状况的体验。

知识链接

QOL 的多元化定义

科力波（Cribb）：对现实生活的满意程度。

斯吉帕（Schipper）：患者对疾病与治疗产生的躯体、心理和社会反应的一种实用的、日常的功能描述。

坎贝尔（Campbell）：个体从现实生活的总体验中引出的关于自身健康的主观体验。

沃尔克（Walker）：生命质量是一个包括生理及心理特征及其受限程度的广泛概念，它描述个人执行功能并从中获得满足的能力。

霍恩奎斯特（Hornquist）：对特定生存需要（外界标准和个体感觉）的满意程度。

卡尔曼（Calman）：某一特定时点个体期望与其现时体验的差别或距离，这种差别可随时间而改变，并可为个人成长所修正。改进生命质量包括改进有缺陷的生存方面（如疼痛）以及调整个体期望，使之以客观现实更为接近。

勒威（Levi）：生命质量是对个人或群体所感受到的身体、心理、社会各方面良好的适应状态的一种综合测量，是患者对生活环境的满意程度和对生活的全面评价，包括认知、情感、行为方面，而测得的结果是用幸福感、满意感或满足感来表示的。

塞拉（Cella）：生命质量是患者对现在的功能状态与其预期或认为可到达的功能状态相比时产生的赞同感和满足感。

课中案例

谁的生命质量更高

有甲、乙、丙三个人，他们同一天诞生，都经历了婴儿期、幼儿期、少年期。到了青年期，生活能够自理。接着他们进入了中年期，努力地学习和工作，并愉快地生活着，直至不同的某一天。甲是在A点突然直接跌至E点而死亡；乙是在B点慢慢地下滑至E点死亡；而丙则是先从C点比较突然地跌至D点，再从D点缓慢地拖延E点而告死亡。十分巧合，甲、乙、丙三人最后死在了同一天（图7-1）。

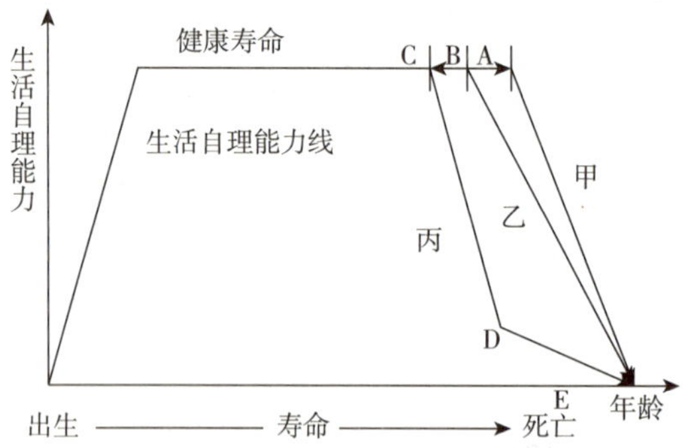

图7-1　寿命和健康寿命关系图

试回答：甲乙丙三个人的寿命一样不一样？三人中谁的生命质量更高？

2. 健康相关生命质量的概念　随着医学的进步和疾病谱的改变，健康观和医学模式也随之发生转变。WHO认为，健康不单纯指没有疾病和虚弱状态，而是身体、心理、社会适应能力的良好状态。医疗卫生服务的目的也不是单纯地治愈疾病和解除疾病造成的痛苦和伤害，而是使患者免除疾病带来的躯体疼痛，舒缓心理压力，具有基本的社会交往活动能力。随着疾病谱的改变，威胁人类生存的主要疾病已不是传染病，而是难以治愈的癌症和心脑血管病等慢性非传染性疾病。显然，对这些疾病很难用治愈率、症状好转率、死亡率、生存率等传统的评价指标来综合评价医疗卫生服务的效果，特别是心理和社会适应能力方面的治疗效果，因此，迫切需要从全新的角度进行综合评价的指标体系，健康相关生命质量（health related quality of life，HRQOL）的概念也正是顺应这种需要而提出来的。20世纪70年代末，医学领域广泛开展了生命质量的研究工作，探索疾病及治疗对生命质量的影响，形成了HRQOL的范畴。

HRQOL的提出与疾病谱的改变和对健康观的重新认识有关。随着疾病谱的改变，肿瘤和心脑血管疾病等慢性病成为威胁人类生存的主要疾病。尤其是像肿瘤等难治愈疾病，治疗手段对延长生命的效果并不十分肯定，治疗本身存在副作用，那么，HRQOL作为一种新的医疗结局评价技术，能够全面评价疾病及治疗对患者造成的生理、心理和社会生活等方面的影响。不仅关心患者的存活时间，而且关心患者的存活质量；不仅考虑客观的生理指标，而且强调患者的主观感受和功能状况；不仅用于指导临床治疗，而且还用于指导患者的康复和卫生决策。

（二）生命质量的特性

QOL 是一个与医学有关的多维概念，是可测的，而且很有必要进行测评，是一种全新的综合的健康评价技术和指标体系，测评对象可以是患者，也可以是“健康人”，具体特性如下。

1. 综合性 QOL 是一个综合指标，包含了身体功能、生理状态、社会适应能力、信念和信仰等多方面的内容，即测量内容是一个多维资料。

2. 功能性 QOL 多采用功能或行为术语来说明，即应着重于具有某种状态的人的行为能力如何，注重疾病造成的后果，而不是重视临床诊断和实验室检查结果。

3. 自主性 在评价者方面，更多地采用自我评价，即由自己对自己的生命质量做出评价，这也强调了尊重被测试者心理反应，不忽视社会环境对其影响。

4. 主观性 反映 QOL 的指标常是主观指标。在评价 QOL 时，没有一个通用的客观的参考标准，同时受个体经济文化背景和价值观念的强烈影响，着重测评与个体生活事件有关的健康状态有关的健康状态及其主观满意度。

5. 动态性 QOL 具有时变性，即随时间的变化而变化。

第二节 生命质量评价内容与工具

一、生命质量评价的内容

根据 HRQOL 的基本概念和构成，生命质量评价是指具有一定生命数量的人在一定时点上的生命质量表现。健康或疾病是一个连续变动且不能截然区分的状态，生命质量随时间推移显示出平衡、改善和下降三种状态（图 7－2）。

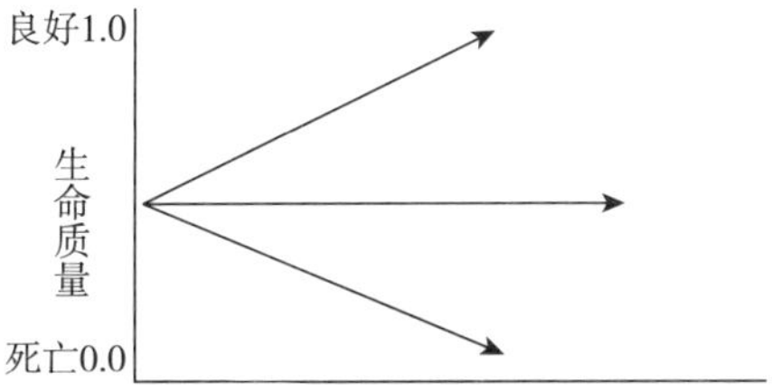

图 7－2 生命质量与生存时间的关系

健康相关生命质量通常包括生理状态、心理状态、社会功能状态、主观判断与满意度，此外，疾病特异量表还包括疾病症状等内容（表 7－1）。生理、心理和社会功能状态是生命质量的重要内容。任何一种疾病或损伤，都会导致这三方面功能的改变；反之，这三方面功能的改变，能够大体地反映个体的生命质量状况。主观判断和满意度评价，反映了个人对健康状态的自我评判以及需求，或期望得到满足时所产生的主观认可程度，是生命质量的综合指标。

表 7－1 生命质量评价的基本内容

概念/分类	定义/指征
满意度与幸福感	健康需求满足程度的判断及综合感觉
对健康总的感受	自我判定健康、感到健康或担忧健康
社会状态	
社会交往	与人们、亲人和朋友交往的频率

续表

概念/分类	定义/指征
社会融合	以成员身份参与社会组织活动
社会接触	与亲友交往，参加集体活动
亲密关系	获得亲密感和支持感
机会	因健康而达成机会平等
社会资源	社会关系、网络的数量和质量
心理状态	
情绪反应	对事物的体验，包括压抑、忧虑、痛苦和恐惧
认知功能	意识、机智、定向、推理及记忆力
生理状态	
活动受限	在躯体活动、移动和自我照顾方面受限
体力适度	进行一般的体力活动无疲劳感和虚弱感
角色受限	如工作、学习和家务等通常角色活动受限
疾病	
主诉	患者自述生理和心理症状、感觉、疼痛或其他不能直接观察的感受
体征	体检发现的缺陷与异常表现
自我报告疾病	患者自述有病或损伤
生理测定	生理测定读数及临床解释，如脉搏、血压等
组织改变	病理学证据
诊断	临床判断的证据
失能	因健康问题带来的工作能力丧失
死亡	死亡率、生存率

（一）生理状态

生理状态是反映个人体能和活动能力的状态，通常包括活动受限、社会角色受限和体力适度等三方面的内容。

1. 活动受限 活动受限是指日常生活活动能力因为健康问题而受到的限制，包括三个层次：躯体活动受限，如屈体、弯腰、行走困难等；迁移受限，如卧床、不能驱车、不能利用交通工具等；自我照顾能力下降，如不能自行梳洗、穿衣和进食等。通常所说的基本日常生活活动能力（BADL）是指穿衣、进食、洗澡、上厕所、室内走动等五项指标，是康复评价最常用的指标。

2. 社会角色受限 人的社会角色表现为担当一定的社会身份、承担相应的社会义务、执行相应的社会功能。健康问题常引起角色功能受限，包括主要角色活动的种类和数量受限、角色紧张和角色冲突等。角色功能反映了躯体健康状况和对通常角色活动的需求，因此不仅反映患者的生理状态，而且还受心理状态和社会生活状态的影响，是反映患者生命质量的一个综合性指标。

3. 体力适度 主要指个人在日常活动中所表现出的疲劳感、无力和虚弱感。许多疾病并不导致躯体活动受限，但通过降低患者的体力而使其角色功能下降。体力适度是一个相对概念，不同的社会角色在日常活动中所支付的体力是不同的，因此病中或病后所表现出的体力适度也是不同的。

（二）心理状态

所有的疾病都会给患者带来不同程度的心理变化，主要是情绪和意识。情绪反应和认知功能的测定是生命质量评价又一重要组成成分。

1. 情绪反应 情绪是指个体感知外界事物后所产生的一种体验，包括正向体验如愉快、兴奋、满足和自豪等，以及负向体验如恐惧、抑郁、焦虑和紧张等。情绪反应是生命质量测量中最敏感的部分，不仅直接受疾病和治疗措施的影响，患者的生理状态和社会功能状态的变化，也会间接地从情绪反应中表现出来。

2. 认知功能 包括时间与地点的定向、理解力、抽象思维、注意力、记忆力以及解决问题的能力等，它们是个人完成各种活动所需要的基本能力。认知功能障碍常常发生于特定的疾病或疾病的特定阶段以及到达一定年龄段的老年人。任何疾病的晚期，都伴有认知功能的障碍，包括机智、思维、注意力和记忆力的损失。由于认知功能的改变是渐进的，因此认知功能在生命质量测量中不是一个敏感的指标，是否纳入生命质量测量内容要依研究目的和对象而定。

（三）社会功能状态

社会功能包含两个不同的概念，有社会交往和社会资源。社会交往根据其深度，可分为三个层次：一是社会融合，即指个人属于一个或几个高度紧密的社会组织，并以成员身份参与活动；二是社会接触，即指人际交往和社区参与，如亲友交往和参加集体活动等；三是亲密关系，即指个人关系网中最具亲密感和信任感的关系，如夫妻关系。许多疾病和治疗都会给患者造成主观上或客观上的社交困难。这些社会交往功能的下降，最终导致社会支持力下降，心理上的孤独感，以及无助感，以及个人机会的丧失。

社会资源不能被直接观察。社会资源的质量只能由个体来判断并通过向个体直接询问来进行测量。社会资源的测量代表了个体对其人际关系充足度的评判，包括与能够倾听私人问题并提供实质性帮助和陪伴的亲友的联系。对社会资源感到满意的人们往往感觉与别人“连线”或“接合”，感受到被关照、关爱和需要。

（四）主观判断与满意度

1. 自身健康和生活判断 指个人对其健康状态、生活状况的自我评判，是生命质量的综合性指标。这类指标在生命质量评价中非常重要，它反映在疾病和治疗的影响下，患者生命质量的总变化，同时也反映患者对未来生活的期望与选择。由于指标是建立在自我意识的基础上，影响因素很多，在实际情况下常常不很敏感。

2. 满意度与幸福感 二者同属于当个人需求得到满足时的良好情绪反应。满意度是对待事件的满意程度，是人的有意识的判断。而幸福感是对全部生活的综合感觉状态，产生自发的精神愉快和活力感。在生命质量评价中，满意度用来测定患者的需求满足程度，幸福感用来测定患者整个生命质量水平。

（五）其他内容

一些针对特殊人群或特定疾病的生命质量评价量表，常常包括反映特殊人群特征或症状等疾病特异的内容。评价内容应选择研究问题所涉及的目标，体现被评价对象的特征及其所关注的问题。如对麻风病患者来说，社会歧视和自卑心理应纳入心理状态的测定。此外，评价内容应敏感、操作性强。

知识链接

传统中医与生命质量的关系

中医理论体系的形成源于《黄帝内经》，其基本内容包括三方面：强调整体观念、运用阴阳五行、重视脏腑经络。从《黄帝内经》开始就把人体作为一个整体来研究，认为人体是一个有机的整体，“万物与我同体，天地与我为一”，“人与天地相参也，与日月相应也”，“人以天地之气生，四时之法成”。

所以中医诊治疾病，是把人体看成一个有机的整体，根据“四诊合参”所收集到的有关疾病的各种征象和体征，以辨证施治方法去认识和治疗疾病。而四诊合参的内容，也反映了包括患者的躯体功能、主观感受和自觉症状等生存质量所反映的内容。因此现代医学所引用的生命质量指标，早已是中医学的基本内容之一，只是由于中西文化背景不同，表达方法不同而已，其实质和内涵是基本一致的。

二、生命质量评价的步骤

按照目的和内容的不同，生命质量的测定可有不同的方法，常见的有访谈法、观察法、主观报告法、症状定式检查法、标准化的量表评价法。目前，标准化量表测定是主流。下面介绍 QOL 量表选择或构建的步骤。

（一）选择或建立量表

随着医学模式和健康观念的转变，生命质量研究在国际范围内迅速发展。量表是生命质量评价的主要工具，其来源有两种途径：一是利用现成的量表，二是重新制定新的量表。一般说来，针对某一研究需要，如果存在适宜的外文量表，应将外文量表的规范引进作为首选，这样，研究成果便能和国际同类工作进行比较。

1. 选择量表 量表选择应考虑以下因素。

（1）设计者的测量主题和测量目的　目前，对生命质量的定义并未完全统一。尽管生命质量量表很多，但每一种工具都建立在设计者对生命质量定义的基础上，所包含的内容不尽相同。因此，在选择量表时，首先要考虑该工具设计者对测量概念所下定义是否科学，是否符合应用者的要求。另外，因为每一种量表都是按照一定目的设计和完善的，同样一个主题可能因目的差异而产生完全不同的量表。因此应用者应核实或检验相应的测量目的，以明确其能否满足应用要求。

（2）评价的层次　绝大多数生命质量量表针对生命质量的各个构成内容如生理状态、心理状态和社会功能状态等分别予以评价，以便了解服务对象生命质量各个层面的变化情况，从而采取针对性措施改进生命质量。有的生命质量量表测量的是生命质量的综合值，如良好适应状态指数（quality of well being index，QWB），主要用于卫生经济学评价；还有一些生命质量量表仅仅测量生命质量的一个方面，如日常生活自理能力、疼痛等。

（3）通用型工具与特异型工具　通用型工具主要反映人们生命质量中共同的特性，测定对象是一般人群或不同疾病或状况的人群，用于描述一般人群的生命质量状况和不同人群的生命质量的差异。相反，特异型工具包含很多与人群特征或疾病密切相关的内容，测定对象是特殊人群或特定疾病患者，用于测量特定人群的生命质量状况。对于不同的评价对象，应该选用不同类型的量表。

（4）量表的特性　信度、效度和反应度是评价量表质量的基本指标。信度是指测量结果反映出系统中偶然误差引起的变异程度。效度是指量表测定了它所要测定的特质或功能以及测定的程度。反应度是指量表测出生命质量在时间上变化的能力和程度。此外，量表特性的全面考评还包括对量表的可接受性、可操作性和测量的可行性进行分析比较。信度和效度等特性随着样本的不同而不同，人群发生变化，需要重新评价。

（5）内容的文化适应性　由于文化差异，不能将量表直接翻译过来就使用，而要进行适当的改造，使之成为适合我国文化背景的新的量表，并经过预试和性能测试后才能使用，即汉化。即便是本国自行开发的量表，如果应用于不同的亚文化人群，也要考虑文化适应性问题。

2. 建立新的量表 如没有现成的、有针对性的生命质量评价量表，则需建立新量表。生命质量量表的制定方法是一个复杂的系统工程，包括从概念及操作化定义的确立条目的形成及筛选、量表的考评及修订等一系列过程中涉及的各种方法。其基本过程如下。

（1）明确研究对象及目的　确定所测的人群，从而决定制定通用型量表还是特异型量表以及量表的使用目的。

（2）建立研究工作组　通常选取一定数量的与生命质量主题有关的人，如医学专家、医生、护士、患者和社区人群等，组成议题小组和核心工作组负责量表的制定与考评。其中，议题小组的成员来源较广，主要负责条目的提出；核心小组一般由专业人员组成，负责具体的研究工作。

（3）测定概念的定义及分解　由核心小组完成，给出所测概念的操作化定义及构成。如所测生命质量指什么，包含哪些领域和维度，以及及其含义。

（4）提出量表条目形成条目池　由核心小组阐释概念的定义和结构，然后由议题小组成员分别独立地根据知识和经验等写出与所测概念相关的条目。将各人提出的条目收回并进行整理，包括归类、筛除和合并等，构成条目池。

（5）确定条目的形式及回答选项　多采用线性和等级记分法。①线性记分法：一般给出一定长度（通常 0 ~ 10cm）的线段，并定出两端的选项，适用于一些反映心理感受和社会功能状态的条目。②等级记分法：主要根据状态的强度赋予一定的分值，各回答选项原则上通过反应尺度分析来确定，适用于测量客观功能状态和行为。反应尺度分析通过对可作回答选项的各种程度副词进行定位，选出合适的措辞使选项间等距，从而方便条目的量分及统计分析。如果未做定位分析，各选项间不一定等距，应用时需再做各词的定位试验以便调整各选项的得分。

（6）条目分析及筛选　对条目池中的各条目进行考察及必要的预试验，并根据结果的统计分析来进行条目的选择和改良，制定出初始量表，包括考察条目的困难度、反应分析、辨别力、代表性和独立性等。如用主观评价法考察条目的重要性，逐步判别分析考察条目的辨别力，相关系数法考察条目的独立性，考察代表性可使用相关系数法、因子分析法和聚类分析法。

（7）量表的量分方法　一般生命质量测定量表条目均很多，若对每个条目直接进行分析，工作量很大而且不能揭示规律性，通常先进行适当的降维处理，把多个变量综合为少数几个主要的指标，即维度（小方面）、领域和总量表。常用两种综合方法。①直接累加：将条目的得分按照构成层次的所属关系进行累加，从而得到各维度、各领域甚至总量表的得分。采用相加法量化的问卷，在设计时要特别注意问卷中每一个维度组成条目的数量，重要维度的条目数应该多些，以强调这一维度对整个问卷得分值的贡献。②加权累加：每个条目给一个权重值，再进行加权累加。权重值的确定可以通过统计学方法如因子分析法和决策分析中的一些方法，如标准赌博法（standard gamble，SG）、时间权衡法（time trade off，TTO）来获得，也可采用管理学常用的德尔菲法（Delphi）等。加权累加虽然考虑了各条目的重要性，但很不容易实行，权重的确定方法也很难统一。实际工作中，直接累加法用得较多。上述计算所得的分值为初评分，有时需要计算转化分，以消除条目多少的影响，并且使得分在相同的范围内取值便于比较。

（8）预试与修改　初始量表可以在小样本调查对象中试用，考察量表内容是否与调查对象密切相关、描述是否清晰、理解有无困难、问题和答案的排列是否合适等问题，根据预试结果，修改初始量表。

（9）量表性能评价　量表是否适用于待测人群需要通过性能测试，主要的评价指标有信度、效度和反应度等。常用的信度评价方法有复测信度、复本信度、折半信度和内部一致性信度。常用的效度评价方法有内容效度、结构效度和准则效度。反应度评价一般采用与某种外部标准相比较的方法。比如，从专业知识上讲，某病在治疗前后各功能状态会发生较大变化。如果量表没有反映出这种变化，说明反应度不佳。

（二）生命质量研究的设计和实施

1. 样本含量 从生命质量资料的特点和分析目的入手，生命质量测定样本含量估计可遵循以下原则和方法。

（1）测量目的 如果测评目的是反映普通人群的健康状况，样本含量应大一些，这样结果比较稳定。如果测评目的是分析临床治疗前后差异，样本含量可小一些，只要能显示差异即可。

（2）多变量分析的经验和方法 生命质量资料包含多个领域、维度和条目，是多终点资料，可借鉴一般多变量分析的样本含量估计的经验和方法。Kendall 认为作为一个粗糙的工作准则，样本含量可取变量数的 10 倍。一般认为至少是变量数的 5～10 倍。必要时可用多变量多组比较的样本含量估计法计算，但需对生存质量的变异大小有所了解。如果样本获取比较困难，宜以维度、领域甚至总量表作为分析变量。

（3）分析因素 分层分析需使每层都有足够的样本含量。尤其是按多个因素组合分层时要使得各个组合（如城市男性、城市女性等）的样本含量达到要求。分层较多时，所需的总样本含量增加较快。因此，分析的因素也要精选。

2. 生命质量测量的时间和次数 生命质量测量的时间和次数应根据研究目的确定。测量次数应尽量减少，以避免出现过多的缺失数据。

3. 研究对象的依从性 依从性指人们对所要求做的事情采取的响应性行为及其程度。这里指被测者按要求完成量表的程度。依从性太低，结果就会有偏倚。因此，依从性是测定中一个很重要的问题。量表简短有效、从患者角度出发设计测定过程以及亲友等相关人员的支持配合，有助于提高依从性。

4. 研究对象的代理者 所谓代理者，是指代替患者进行生命质量测定的其他人，包括家庭成员、亲属、照料者、护士和医生等。在生命质量研究的发展过程中，由于生命质量没有完全界定为自我的主观评判，因而出现了大量的代理评价的量表和实践。从目前生命质量的发展趋势以及对其内涵的界定来看，生命质量是不能由代理者评价的。然而一些患者和特殊人群由于健康和文化原因不能自行评价其生命质量，此时代理者评价可为了解其生命质量提供一定的参考。

（三）生命质量资料的统计分析

1. 生命质量资料的特点 生命质量资料是不可直接观察的主观资料，生命质量的分析不同于一般客观指标的分析，开始时需进行很多的过渡性预处理，如量化记分、逆向指标的正向化等。生命质量包括多个领域，每个领域又分为多个维度和条目，因此，生命质量资料是一种多指标多终点的资料。

2. 生命质量资料的评价目的 根据生命质量资料的特点，其分析评价可概括为三大类：同一时点的横向分析、不同时点的纵向分析以及生命质量与客观指标的结合分析。横向分析用于比较某个时点不同特征组的生命质量。纵向分析可以比较同一组人群不同时点的生命质量，揭示生命质量在时间上的变化规律；也可以比较两组或多组人群的生命质量在时间上的变化规律是否相同。在生命质量作为结果变量之一的临床研究中，除了生命质量，还同时得到多项指标。因此，将生命质量与一些客观指标结合分析，可以起到取长补短，综合衡量患者的健康状况的作用，尤其是与生存时间的结合分析具有重要意义。

3. 生命质量分值的意义 生命质量分值是一个没有单位的相对数字，它代表的意义要根据正常人群分值的分布状态来解释。不同量表测量结果以及同一量表不同维度的得分值不能直接进行比较。在对分析结果做解释时，除了统计学检验结果，还要综合考虑生命质量变化的临床意义、量表的信度和反应度。

第三节　生命质量评价量表

HRQOL 的测定多数采用量表评定的方法进行。目前已有数百种生命质量测定量表，各种问卷的适用对象、范围和特点各异，但都是从 HRQOL 的基本概念和内容出发，提出问题、构建问卷。有代表性的量表有 Karnofsky 机能状况量表（Karnofsky performance status，KPS）、诺丁汉健康量表（Nottingham health profile，NHP）、疾病影响量表、线性模拟自我评估量表（linear analogue self - assessment，LASA）、良好适应状态指数、癌症患者生活功能指数量表、36 条目简明健康量表、世界卫生组织生存质量测定量表、欧洲生存质量测定量表、癌症治疗功能评价系统、癌症患者生命质量测定量表 EORTC QLQ 系列等。HRQOL 的研究已深入到临床医学的各学科，问卷的发展趋势也越来越专门化。Hollen PJ 等根据问卷关注点的不同，将问卷分为以下四类（图 7 - 2）。

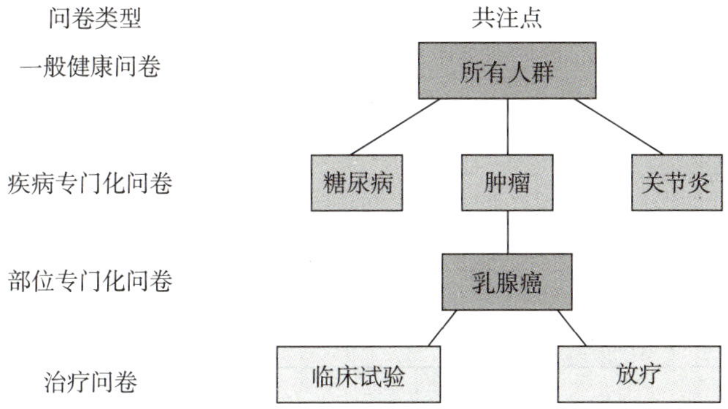

图 7 - 2　问卷类型

一、良好适应状态指数

生命质量评价中，死亡的生命质量为“0”，功能与感觉的良好状态为“1”，生命质量客观地反映为 1 ~ 0 频谱时点状态。据此，Kaplan RM 于 1976 年提出良好适应状态指数（quality of well being index，QWB）。Kaplan 研究发现，QWB 与人群总的良好适应状态的自我评价水平至预期正相关，与年龄、慢性疾病患病人数、有健康问题主诉的人数、就诊人数及有不良功能症状的人数呈预期的负相关。Kaplan 认为，QWB 能概括各种功能或症状水平，对濒死状态或其他难以诊断的复杂疾病的人群健康状况，是一个比较理想的、从正向角度来评价健康状况的指标。QWB 以指标定义清楚和权重合理而广为应用。

QWB 评价量表包括两个部分（表 7 - 2）。

第一部分是有关患者日常生活活动方面的内容，包括移动（mobility，MOB）、生理活动（physiological activity capability，PAC）和社会活动（social activity capability，SAC）三个方面，每个方面下设3 ~ 5 个等级描述。

第二部分包括 21 个症状及健康问题综合描述（complex，CPX），这些症状和问题几乎包括了所有疾病可能出现的问题。

最后按公式综合所有评价指标，得出对生命质量的评价（W）。计算公式为：

$$W = 1 + (CPX) + (MOB) + (PAC) + (SAC)$$

表 7-2 QWB 评价量表

A. 计算权重的健康要素

标号	等级号	分级意义	权重
移动（MOB）	5	不因为健康原因而使驾驶或使用公共交通工具（如公共汽车、火车、飞机、地下通道）受限	-0.000
	4，3	因为健康原因而不能驾驶或使用公共交通工具（<16 岁，不能坐车，或比同龄人需要更多的帮助才能使用公共交通工具）	-0.062
	2，1	作为一个卧床患者而住院（疗养院、临终治疗医院、养老院、精神病院等）	-0.090
	0	死亡	-0.090
生理活动（PAC）	4	不因健康原因活动受限	-0.000
	3，2	举手、弯腰、屈腿，上下楼梯及/或攀登，使用拐杖，活动受限，走路不如同龄人快和远；使用轮椅，不需他人帮助而能自行控制其运动	-0.060
	1	一天大部分时间躺在床上，使用轮椅，没有他人帮助不能控制其运动	-0.077
	0	死亡	-0.077
社会活动（SAC）	5	不因健康原因，其主要的角色功能（工作、持家、学习、退休）和其他活动（人际的、社区的、宗教的、社会的和娱乐的）受限	-0.000
	4，3，2	因健康原因，不能执行主要的角色功能和其他活动，但能照顾自己（进食、洗澡、穿衣、上厕所）	-0.061
	1	因健康原因不能照顾自己（或比同龄人需要更多的帮助）	-0.106
	0	死亡	-0.106

B. 症状/复合健康问题的权重系数

综合性描述	权重
1. 死亡	-0.407
2. 意识丧失，如卒中（中风）晕厥或昏迷	-0.407
3. 面部、躯体、手臂或腿部大面积烧伤	-0.367
4. 疼痛、流血、瘙痒、性器官排泄物（不包括正常的月经来潮）	-0.349
5. 学习、记忆或思考困难	-0.340
6. 上肢、下肢缺失、畸形弯曲、瘫痪（不能移动）或骨折（包括带假肢或支撑架）	-0.333
7. 疼痛、僵直、虚弱、麻木或胸部、腹部（包括疝气、脱肛）、两肋、颈部、背部、腰部或任何手、足、上肢、下肢关节不舒服	-0.299
8. 大小便时疼痛、烧灼感、出血、瘙痒或其他困难	-0.292
9. 胃部不适、反胃、呕吐或大便失控，伴有或不伴有发热、寒颤、疼痛	-0.290
10. 疲劳、虚弱或体重下降	-0.259
11. 咳嗽、哮喘、气短，伴有或不伴有发热、寒颤、疼痛	-0.257
12. 阵发性不安、压抑或尖叫	-0.257
13. 头痛、眩晕、耳鸣，阵发性地感到发热、神经过敏或颤抖	-0.244
14. 面部、躯干、四肢大面积的发疹和充血	-0.240
15. 讲话困难，如发音不清、口吃、嘶哑或不能讲话	-0.237
16. 单眼或双眼疼痛或不适（如充血和发痒），矫正后的视物困难	-0.230
17. 与年龄和身高不相称的超重或面部、躯体、四肢的皮肤缺陷，如粉刺、疣、瘀伤或色素沉着	-0.186
18. 耳朵、牙齿、颌、喉、嘴唇、舌疼痛，脱牙和假牙（包括带固定器），鼻塞、流涕或听力障碍（包括带助听器）	-0.170

续表

综合性描述	权重
19. 因健康原因而取药或治疗饮食	-0.144
20. 戴眼镜或用放大镜	-0.101
21. 呼吸烟雾或不清洁的空气	-0.107
22. 没有症状或健康问题	-0.000

二、疾病影响量表

疾病影响量表（sickness impact profile，SIP）是由 Bergner M 建立的一个包括 12 类问题 136 个条目的量表（表 7-3），其中有三类归为生理方面，四类归为心理方面，其余五类各自代表独立的内容。该量表主要用于测量在疾病和治疗影响下的行为改变和角色功能表现。它假定在任何疾病状态下，患者都会有相应的行为变化，可表现为生理性、心理性和社会性的。因此，行为的改变适宜于测定任何疾病患者的健康状态。

表 7-3　疾病影响量表

分类	描述行为的指征	选择条目
SR	睡眠及休息	一天大部分时间我都坐着
		我在白天睡觉或打盹
E	进食	我完全不吃东西，营养靠胃管或静脉输入
		我吃特殊的或不同的食物
W	工作	我完全不工作
		我常对我的同事表现出急躁
HM	操持家务	我现在不做我过去常做的任何家务
		我现在不做家里的重活
RP	娱乐和闲暇	我很少外出娱乐
		我现在不做任何过去常做的体育活动和游戏
A	走动	我走很短的距离常停下来休息
		我完全走不动
M	移动性	我呆在一个房间内
		我只在户外很短的时间
BCM	自我照顾和行动	我自己不能洗澡
		我身体活动很迟缓
SI	社会交往	我极少和他人一起参加社会活动
		我尽可能地把自己从家庭中孤立起来
AB	应变行为	我在推理和解决问题上很困难，比如很难制定计划、做出决定和学习新东西
		我有时发生时间混淆和定向困难，比如弄不清楚我在什么地方或方向，周围是谁，今天是几号
EB	情绪行为	我忽然会大笑或尖叫
		我常迁怒和激愤于自己，比如，把自己说得很坏，诅咒自己，为偶遇的事情责怪自己
C	通讯交流	我写字和打字都有困难
		当我有压力时我不能清楚地讲话

三、癌症患者生活功能指数量表

癌症患者生活功能指数量表（functional living index cancer scale，FLIC），由加拿大学者 Schipper H 等建立，包括22个条目，用于癌症患者生命质量的自我测试，也可作为鉴定特异性功能障碍的筛选工具。量表从癌症患者在日常生活中可能面临的问题入手，比较全面地描述了患者的活动能力、执行角色功能的能力、社会交往能力、情绪状态、症状和主观感受等。

FLIC 面向一般的癌症患者，尤其适用于预后较好的癌症患者，如乳腺癌、宫颈癌等患者，在癌症患者的临床疗效评价中得到了广泛的应用。内容的描述围绕癌症特性、心理方面，着重表现癌症患者常有的对死亡的恐惧和对健康的忧虑等；对疾病和治疗的描述，着重围绕癌症患者常有的眩晕、疼痛等症状。

FLIC 每个条目的回答均在一条 1 ~7 的线段上划记，根据所划的位置即可得到条目得分。5 个领域及总量表的计分方法见表 7 -4。

表 7 -4　FLIC 量表各领域及其计分方法

领域	条目数	计分方法（所属条目得分相加）
躯体良好和能力	9	4 +6 +7 +10 +11 +13 +15 +20 +22
心理良好	6	1 +2 +3 +9 +18 +21
因癌造成的艰难	3	8 +12 +14
社会良好	2	16 +19
恶心	2	5 +17
总量表	22	全部条目

四、36 条目简明健康量表

36 条目简明健康量表（the medical outcomes study 36 – item short form health survey，SF –36）是美国波士顿健康研究所在医疗结果研究调查表（medical outcomes study，MOS）的基础上开发出来的通用性简明健康调查问卷，它适用于普通人群的生命质量测量、临床试验研究和卫生政策评价等。

SF –36 包括 36 个条目，评价健康相关生命质量的 8 个维度（表 7 –5），分“生理健康”和“精神健康”两大类。此外，SF –36 还包括另一项指标健康变化（reported health transition，HT），用于评价过去一年内健康状况的变化。每个维度的最终评分值均以 0 分为最低值，100 分为最高值，分数越高，表明生命质量越好。

表 7 –5　SF –36 量表各维度的解释

维度	英文名称	相关性		含义
		生理健康	心理健康	
生理功能	physical functioning，PF	强	弱	因健康原因生理活动受限
社会功能	social functioning，SF	中	强	因生理或情感原因社会活动受限
生理职能	role – physical，RP	强	弱	因生理健康原因角色活动受限
躯体疼痛	bodily pain，BP	强	弱	疼痛程度及其对日常活动的影响
精神健康	mental health，MH	弱	强	心理压抑和良好适应
情感职能	role – emotional，RE	弱	强	因情感原因角色活动受限
活力	vitality，VT	中	中	个体对自身精力和疲劳程度的主观感受
总体健康	general health，GH	中	中	个体对自身健康及发展趋势的评价

1991 年，由国际生命质量评价项目（international quality of life assessment，IQOLA）发起，制定标准程序，包括翻译、性能测试、常模制定三个阶段，研究 SF－36 量表在其他国家的适用情况，以利于多国临床试验和国际比较研究，同时使 SF－36 在各国的运用达到统一的程序化管理。目前，SF－36 在 40 多个国家发展了各自的语言版本，是一个普遍被认可的生命质量测评量表。浙江大学社会医学研究所首先在全国年会上报告了大陆版 SF－36 研制成果，近年来被国内外医疗科研机构广泛应用。

五、世界卫生组织生存质量测定量表

世界卫生组织与健康有关生存质量测定量表（the WHO qality of life assessment instrument，WHOQOL）是世界卫生组织组织 20 余个处于不同文化背景、不同经济发展水平的国家和地区的研究中心共同研制的，用于测量个体与健康有关的生存质量。目前，已经研制成的量表有 WHOQOL－100 和 WHOQOL－BREF。WHOQOL－100 包含 100 个条目，覆盖了 6 个领域的 24 个方面（表 7－6），每个方面由 4 个条目构成，分别从强度、频度、能力和评价四方面反映同一特质。另外还包括 4 个关于总体健康状况和生存质量的问题。WHOQOL－BREF 是在 WHOQOL－100 基础上发展起来的简表，保留了量表的全面性，仅包含 26 个问题条目，简表各个领域的得分与 WHOQOL－100 量表相应领域的得分具有较高的相关性，适用于生存质量是众多兴趣变量之一的大型研究中。中山大学卫生统计学教研室已主持研制了 WHOQOL－100 和 WHOQOL－BREF 中文版。

表 7－6　世界卫生组织生存质量测定量表的结构

Ⅰ. 生理领域	Ⅳ. 社会关系领域
1. 疼痛与不适	13. 个人关系
2. 精力与疲倦	14. 所需社会支持的满足程度
3. 睡眠与休息	15. 性生活
Ⅱ. 心理领域	Ⅴ. 环境领域
4. 积极感受	16. 社会安全保障
5. 思想、学习、记忆和注意力	17. 住房环境
6. 自尊	18. 经济来源
7. 身材与相貌	19. 医疗服务与社会保障：获取途径与质量
8. 消极感受	20. 获取新信息、知识、技能的机会
Ⅲ. 独立性领域	21. 休闲娱乐活动的参与机会与参与程度
9. 行动能力	22. 环境条件（污染/噪声/交通/气候）
10. 日常生活能力	23. 交通条件
11. 对药物及医疗手段的依赖性	Ⅵ. 精神支柱/宗教/个人信仰
12. 工作能力	24. 精神支柱/宗教/个人信仰

六、欧洲生存质量测定量表

欧洲生命质量组织成立于 1987 年，包括来自芬兰、荷兰、挪威、瑞典和英国的 7 个研究中心，是一个多学科的国际研究网络，现在该组织的研究人员已扩展到美国、加拿大、德国、日本、新西兰等国家。欧洲生存质量测定量表（EuroQoL five dimension questionnaire，EQ－5D）是欧洲生命质量组织发展起来的一个简易通用性生命质量自评量表，目前已有 51 个正式的语言版本。该量表由两部分构成：第一部分，应答者回答在 5 个方面存在问题的程度：①移动性；②自我照顾；③日常活动；④疼痛或不适；⑤焦虑或压抑。第二部分，应答者在视觉模拟尺度（visual analogue scale，VAS）上标记他们总的健康感觉。EQ－5D 可补充疾病专门化问卷或其他通用性问卷使用，适合于信访调查或临床环境中。

七、癌症特异量表

（一）癌症治疗功能评价系统

癌症治疗功能评价系统（functional assessment of cancer therapy，FACT）由美国结局研究与评价中心（center on outcomes research and evaluation，CORE）的 Cella 等研制。该系统是由一个测量癌症患者生命质量共性部分的一般量表（共性模块）FACT - G 和一些特定癌症的特异量表所构成的量表群。第四版的 FACT - G 由 27 个条目构成，分为四个部分，即生理状况（physical well being）（7 条）、社会/家庭状况（social/family well - being）（7 条）、情感状况（emotional well - being）（6 条）和功能状况（functional well - being）（7 条）。特定癌症的特异量表则由共性模块加各自的特异模块（针对该癌症的特异条目，称为附加关注，additional concerns）构成。特异模块的条目数不一，第四版的 FACT - B 是由 FACT - G 和乳腺癌的特异模块（9 个条目）构成的测定乳腺癌患者的特异量表。目前已经开发的特异量表涉及肺癌（FACT - L）、乳腺癌（FACT - B）、膀胱癌（FACT - B_1）、脑瘤（FACT - Br）、宫颈癌（FACT - Cx）等。

（二）癌症患者生命质量测定量表

欧洲癌症研究与治疗组织（the European organization for research and treatment of cancer，EORTC）研制的癌症患者生命质量测定量表 QLQ 系列也是由针对所有癌症患者的核心量表（共性模块）QLQ - C30 和针对不同癌症的特异性条目（特异模块）构成的量表群。第三版的 QLQ - C30 含 5 个功能子量表（躯体、角色、认知、情绪和社会功能）、3 个症状子量表（疲劳、疼痛、恶心呕吐）、1 个总体健康状况子量表和一些单一条目构成。在此基础上增加不同癌症的特异条目（模块）即构成不同癌症的特异量表，目前已开发出肺癌（QLQ - LC13）、乳腺癌（QLQ - BR23）、头颈癌（QLQ - H&N35）、直肠癌（QLQ - CR38）等多个特异性模块。

八、我国自主研制的生命质量测定量表

我国生命质量的研究工作始于 20 世纪 80 年代中期，起初的工作主要是翻译和推荐国外的有关文献及研究进展，随后也通过一些翻译的量表进行普通人群及某些病种的测定。但生命质量测定是深深扎根于本民族文化土壤中的，带有明显的文化烙印。国外对宗教信仰、个人隐私、性生活等远较国人重视，而国人比较重视饮食文化、家庭和职业稳定等。因此，研制和应用具有中国文化特色的生命质量测定量表也是必要的。

（一）国人生活质量普适量表

国人生活质量普适量表（the 35 - item QOL questionnaire，QOL - 35），由中国医学科学院中国协和医科大学阜外心血管病医院流行病学研究室研制，包括 35 个条目，由总体健康和生活质量、生理功能、独立生活能力、心理功能、社会功能、生活条件六个领域和一个反映生活质量变化的条目组成。适用于中国一般人群生活质量测评。

（二）癌症患者生命质量测定量表系列

癌症患者生命质量测定量表系列（quality of life instruments for cancer patients，QLICP），由昆明医学院公共卫生学院研制。该系列包括我国常见癌症的生命质量测定量表，已完成的有肺癌（QLICP - LU）、乳腺癌（QLICP - BR）、直肠癌（QLICP - CR）、头颈癌（QLICP - HN）生命质量测定量表。

（三）2 型糖尿病患者生活质量量表

2 型糖尿病患者生活质量量表（quality of life scale for patients with type 2 diabetes mellitus，DMQLS），

由中南大学流行病与卫生统计学系研制，包含疾病、生理、社会、心理、满意度5个维度共87个条目，其中疾病维度形成2型糖尿病患者特异条目子量表，生理、社会、心理、满意度4个维度形成正常成年人群共性条目子量表。

第四节　生命质量评价的应用

近30年来，生命质量研究备受瞩目，形成国际性研究热点。HRQOL已广泛应用于临床医学、预防医学、药学和卫生管理学等领域，研究对象包括各年龄和各类疾病人群。HRQOL在临床医学的应用主要集中在肿瘤和慢性非传染性疾病。近年来，HRQOL已作为评价不同医疗干预的临床试验的主要结果指标。美国食品和药物管理局（FDA）自1985年起将生存质量用于新药评价。1993年以来，美国又采用行为危险因素监测系统（behavioral risk factor surveillance system，BRFSS）监测美国各州18岁以上成人的生存质量，评价卫生干预效应，确定卫生投入重点。

一、人群健康状况的评定

一些通用性的生命质量测定量表并不针对某一种疾病患者，测评的目的在于了解一般人群的综合健康状况，或者作为一种综合的社会经济和医疗卫生指标，比较不同国家、不同地区、不同民族人群的生命质量和发展水平以及对其影响因素进行研究。SF－36、WHO－QOL和EQ－5D量表都主要用于一般人群的生命质量评定。

生命质量的评定还可以仅限于某些特殊人群，以了解其健康状况及其影响因素，并解决某些相关的问题。例如，随着人口老龄化的发展，老年人问题愈显重要，针对老年人的功能状况所进行的生命质量评价研究对推动老年疾病的研究发挥着重要作用。

二、疾病负担的评估

由于肿瘤和慢性疾病病程长、较难治愈，用延长生存时间、提高治愈率等指标无法准确衡量治疗效果。因此，肿瘤与慢性疾病患者的生命质量评价成为医学领域HRQOL研究的主流。

生命质量评价在抗癌药物疗效评价、治疗方案选择等方面得到了广泛应用。例如，许多学者对乳腺癌治疗方案用生命质量进行了评定，使得其治疗方案从倾向于全切除转向部分切除。国内学者也开展了大量有关乳腺癌、肺癌、鼻咽癌等肿瘤患者的生命质量评价工作。同样，国内外学者对心血管系统疾病、慢性阻塞性肺疾病、风湿性疾病、泌尿系统及内分泌系统疾病等慢性疾病也进行了大量的生命质量研究，极大地推动了相关临床学科的发展。

三、卫生服务效果评价

传统的健康状况指标如死亡率、期望寿命等是过去评价卫生服务效果的主要指标。近年来，除了传统意义上的医学终点，不同疗法或干预措施对于患者功能和良好适应的影响，正在来越多地得到评价。美国国立健康研究所利用SF－36进行乳腺癌干预试验和前列腺癌干预试验，以更好地理解癌症预防的效益与治疗副作用。每一项试验跟踪观察了5～7年，调查人数达1.5万～2万人，从100～300个医疗点中抽样，得到了极其丰富的第一手资料。有研究表明成功，施行肾移植手术的欧洲患者的SF－36维度得分高于实行透析疗法的患者，并接近普通人群的得分。Phillips等为评价心脏病的负担和心脏瓣膜移植术的效益，分别在术前、术后1个月、术后6个月调查100名患者。术前患者8个维度分数均低于正常值，其中生理功能、生理职能、活力、社会功能和情感职能维度的得分尤其低。术后1个月，总体健康维度得分与正常值一致，其余7个维度仍低于正常；术后6个月，除了生理职能和情感职能维度外，患者其余维度得分等于或高于正常值。Katz调查了54名患者在全髋关节成形术前后的健康状况，术后各项健康状况指标均高于术前。

四、卫生服务方案的选择

传统医学经常只将症状改善作为疗效的判定标准，临床医生在选择药物和治疗方案时，多以医生的专业知识和经验判断为基础，很少顾及患者的态度与想法。但有些疗法可能会对患者的生命质量产生很大的影响，通过生命质量评价可以帮助医生做出正确的选择，为治疗和预防康复措施的比较与选择提供新的参考依据。

例如，肢体肉瘤的治疗方法通常有两种：截肢和保留疗法并辅以大剂量的放射治疗。传统的观点认为，能不截肢尽量不截肢。但Sugbarker等通过对9名截肢和17名不截肢采取保留疗法的肢体肉瘤患者进行生命质量分析，发现两组患者的生命质量虽然在总体上没有差异，但在情绪行为、自我照料和活动及性行为等方面，保留疗法对患者的损害较截肢疗法更严重（表7-7）。据此认为，以生命质量的观点来看，保留疗法并不优于截肢疗法，从减少复发的愿望出发应考虑截肢。

表7-7 肢体肉瘤患者截肢与保留疗法的生命质量比较

评价内容	截肢疗法	保留疗法	P值
情绪行为	3.60	11.2	<0.05
自我照顾和活动	2.45	24.5	<0.01
性功能	0.40	3.5	<0.01

注：低分表示生命质量好。

五、卫生资源配置与利用的决策

卫生决策的重要任务是选择重点投资目标。要做到合理优化地分配卫生资源，就需要确定什么地方需要卫生资源，哪项投资产生的效果最好。成本-效果分析是配置卫生资源的基本依据。传统的成本-效果分析效果指标往往比较单一、局限，如生存年数、死亡率、患病率等，不能综合反映卫生服务对人群健康的影响。生命质量评价为完善成本-效果分析提供了有效的途径。近年来，许多研究采用生命质量效用值和质量调整生存年等作为效果指标，将成本-效果分析又推进了一步，通常称之为成本-效用分析。对卫生部门来说，最大的效益就是给人群带来更多的生存年数和更好的生存质量。

（一）质量调整生存年

在传统寿命计算方法中，有一个不合理的地方，就是把健康人的生存时间和患者的生存时间等同看待。长期失能或卧床的患者，其生命质量是不完善的，应该从他的生存时间中扣除不完善部分，由此获得健康生存时间。生命质量评价提供了衡量生存时间质量的方法，如质量调整生存年（quality adjusted life years，QALY）的计算综合反映了个体或人群生命质量和生存数量。计算质量调整生存年，通常用生命质量得分充当一种权重值，计算公式如下：

$$E = \Sigma W_K \times Y_K$$

其中，E为质量调整生存年，W_k为处于K状态的生命质量权重值，Y_k为处于K状态的年数。

例如，某养老院全体老人的平均寿命是71.6岁，其中，健康生活了65.2岁，非卧床活动受限生活了4.5年（生命质量权重值为0.59），卧床功能丧失又生活了1.9年（生命质量权重值为0.34），计算质量调整生存年为68.5年。即该养老院老人因功能丧失使人均健康寿命损失3.1年（表7-8）。

表7-8 质量调整生存年计算表

状态	Y_k	W_k	$W_k \times Y_k$
健康	65.2	1.00	65.2
非卧床功能丧失	4.5	0.59	2.7
卧床功能丧失	1.9	0.34	0.6
总计	71.6		68.5

注：$E=\Sigma W_k \times Y_k = 65.2+2.7+0.6=68.5$（年），人均健康寿命损失为：$71.7-68.5=3.1$（年）

（二）效果评价

医疗干预的效果评价，通过接受某治疗和未接受该治疗的患者做配对研究（如比较临终关怀疗效来决策护理医院建设），便可比较相同生存时间内的生命质量的差异，其差值便是治疗带来的效果。

（三）成本-效用评价

医疗决策经常要考虑单位成本所带来的效用。目前医学界用每拯救一个质量调整生存年所需要的费用（成本）作为成本/效用指标，即COST/QALY。相同成本产生最大的QALY就是医疗卫生决策的原则。冠心病预防的成本效用分析和尿毒症治疗的成本效用分析分别见表7-9和表7-10。

表7-9 冠心病三种预防措施的成本效用分析

措施	COST/QALY（美元）
戒烟	<180
控制高血压	≤1700
控制血脂水平	≥1700

表7-10 尿毒症治疗的成本效用分析

治疗技术	QALY/人	COST/人年	COST	COST/QALY
腹膜透析（4年）	3.4	12886	45678	13433
血液透析（8年）	6.1	8569	55354	9075
肾移植（近10年）	7.4	10452	10452	1413

六、健康影响因素与防治重点的选择

作为一个健康与生活水平的综合指标，生命质量正在成为医学或社会发展的目标，对生命质量影响因素的探讨有利于找出防治重点，从而促进整体健康水平的提高。如Cole等用参数模型分析影响乳腺癌术后生命质量与生存时间的因素，发现与术后的辅助疗法、肿瘤大小和年龄等因素有关。终末期肾脏疾病患者的生命质量与血红蛋白浓度呈强相关，与社会经济地位、教育水平中度相关，与年龄、并发症、糖尿病史、女性和失业呈负相关。在非透析患者中，生命质量随着肾小球滤过率的下降而恶化。据此认为生命质量是终末期肾脏疾病患者的预后指标，早期、有效的贫血治疗在透析前后对维持生命质量都是最重要的。

答案解析

练习题

1. 如何理解生命质量的概念？
2. 生命质量评价方法的要点有哪些？
3. 常用的生命质量量表有哪些？
4. 生命质量可以应用于哪些方面？

（杨小芝）

书网融合……

本章小结　　微课　　题库

第八章　社区卫生服务

PPT

学习目标

知识目标

1. 掌握　社区卫生服务的概念；社区卫生服务对象、特点、内容、服务模式。

2. 熟悉　社区卫生服务的意义；社区卫生服务机构基本标准；社区卫生服务绩效评价。

3. 了解　国内外社区卫生服务发展状况。

能力目标

1. 能够分辨国家基本公共卫生服务和基本医疗服务项目。

2. 能够参与完成社区卫生服务内容。

素质目标

通过本章的学习，培养求真务实的职业素养，树立大健康意识，践行健康中国。

情景导入

情景：为缩短患者就医“半径”，打通居民看病就医的最后一千米，天津市某街道社区卫生服务中心于2023年8月开设中心第四个社区卫生服务站，将满足周边5个社区6400余群众的就医需求。“楼下有个新开的社区卫生站，环境好，西药、中成药都很齐全，还有针灸、拔罐、艾灸等中医疗法，真是又近又方便。”该社区卫生服务站的开设，获得了辖区居民的交口称赞。这所卫生服务站是按照国家医改规划建立的集预防、保健、康复、医疗、健康教育等服务以及家庭医生签约服务等为一体的社区卫生服务机构，实行以健康为中心、家庭为单位、社区为半径、需求为指导的服务宗旨，站内配有自动血压仪、便携式心电图、糖化血红蛋白、血糖仪等多种检验仪器，为居民提供全科诊疗、中医治疗、出诊护理、健康查体等便捷、优质、高效的基本医疗和公共卫生服务。患有2型糖尿病多年的王大爷感慨地说：“以前每次验血糖，我都要从家走到街道卫生服务中心，来回路程半个多小时，现在社区卫生服务站就开在楼下，还有经验丰富的街道卫生服务中心大夫坐诊，这可为我们周围的老病号们解决大问题了。”

思考：

1. 城市社区卫生机构组织是如何设置的？

2. 社区卫生服务站的出现如何解决“看病难、看病贵”的问题？

第一节　社区卫生服务概述

一、社区和社区卫生服务

（一）社区

社区一词最早由德国社会学家滕尼斯（Tonnies）提出，它是指由共同生活的一个区域中的一群人组成，这些人具有共同的价值观念和习俗。社会发展背景下，社区的定义也在不停变化。从社会医学角度，多使用世界卫生组织 1978 年对社区的定义：社区是通过某种经济的、文化的、种族的、社会凝聚力而使人们生活在一起的社会组织或者团体。

社区通常分为地域性社区和功能性社区。地域性社区通常指一定地理范围内，由不同的个体和家庭生活在相邻的空间内，共享区域内外的公共资源且相互依存的社区，如在市、县、乡镇、村委会、街道等范围内。功能性社区通常指不同的个体因为某种共同的特征，如利益、职业、兴趣等，而聚集到一起的群体。常见的功能性社区包括学校、医院、企业等。

一般来说，社区具备以下六要素：①一定数量的人群；②一定范围的地域条件和空间；③社区服务设施；④特有的文化背景、生活氛围；⑤相应的管理机构和制度；⑥社区内居民有一定程度的认同感和归属感。

（二）社区卫生服务

社区卫生服务（community health service，CHS）是社区建设的重要组成部分，是在政府领导、社区参与、上级卫生机构指导下，以基层卫生机构为主体，全科医师为骨干，合理使用社区资源和适宜技术，以人的健康为中心、家庭为单位、社区为范围、需求为导向，以妇女、儿童、老年人、慢性病患者、残疾人等为重点，以解决社区主要卫生问题、满足基本卫生服务需求为目的，融预防、保健、康复、健康教育、计划生育技术服务和一般常见病、多发病的诊疗服务等为一体的，有效、经济、方便、综合、连续的基层服务。

二、服务对象

社区卫生服务的服务对象为社区居民和社区家庭，包括辖区内的常住居民、暂住居民及其他有关人员，可分为以下四类人群。

1. 健康人群 指在躯体、心理和社会适应方面完好的人群。服务重点在于健康人群的健康维护、健康教育及其自我保健能力的培养、健康行为的养成。

2. 高危人群 暴露于某些影响健康的有害因素下的人群，其发生相应疾病的概率显著高于其他人群。带有明显危险因素的人群属于高危人群，如有不良行为生活方式、职业危险因素、家族遗传及社会危险因素的人群。高危家庭的成员也属于高危人群，具有以下五条中任何一个或多个特征的家庭即为高危家庭：①单亲家庭；②吸毒、酗酒者家庭；③精神病患者、残疾者、长期重病者家庭；④严重失调的家庭；⑤受社会歧视的家庭。

3. 重点保健人群 出于各种原因导致在社区需要得到系统保健的人群。如妇女、儿童、老年人、慢性病患者、残疾人、低收入者等。

4. 患者 一般为社区常见健康问题的门诊患者，需要家庭照顾、护理、院前急救或临终关怀的患者，以及其他某些不需要住院治疗的患者等。

三、社区卫生服务发展概况

（一）国外社区卫生服务发展状况

社区卫生服务起源于英国，在 20 世纪 40 年代的英国将非住院服务称为社区卫生服务。1945 年英国议会批准《国家卫生服务法》，开始在英国实行由政府税收统一支付的医院专科服务、社区卫生服务和全科医生制度。20 世纪 70 年代，世界卫生组织提出卫生服务的社区发展方向，社区卫生服务概念开始在世界范围内传播。

经过不断探索和实践，英国、澳大利亚、美国、加拿大等国家已经拥有较为成熟的社区卫生服务模式。由于各国政治、经济、文化等存在较大差异，各国社区卫生服务也存在不小的差异。如英国推行社区首诊制度，居民去医院就诊需要经过注册的全科医生转诊；澳大利亚社区卫生服务实行区域化管理，由政府统一规划、设置社区卫生服务机构，并存在多种形式，包括社区卫生服务中心、全科医生诊所、老年保健服务中心、儿童保健中心等；加拿大的社区卫生服务以私人诊所为主；美国的社区卫生服务遵从市场调节的原则，主要服务范围是长期护理和家庭保健。

（二）国内社区卫生服务发展状况

早在20世纪50年代，我国对社区卫生服务就开始了初步探索，政府通过开展大规模的爱国卫生运动在农村建立起以赤脚医生为支柱卫生服务体系，在城市建立了医院、卫生所以及公费医疗门诊部等。

知识链接

1965年6月26日，毛泽东说，“应该把医疗卫生工作的重点放到农村去！”“培养一大批‘农村也养得起’的医生，由他们来为农民看病服务。”就是中国医疗卫生史上著名的“六二六指示”。全国医务工作者迅速响应，组织了大批医疗队，去农村地区进行巡回医疗，提供医疗服务的同时举办培训班，培养了部分掌握必要医疗卫生知识和技能的农民。这些经过了短期医疗培训的农民在后来被称为赤脚医生，多数以半农半医的身份为当地人提供卫生与医疗服务。赤脚医生作为中国初级卫生保健体系中最基层的社区卫生人员，为人民群众的疾病预防、妇幼卫生和健康教育做出了非常大的贡献。联合国妇女儿童基金会曾称赞，中国的赤脚医生制度在落后的农村地区提供了初级卫生保健模式，为不发达国家提高医疗卫生水平提供了样板。

我国于20世纪90年代在全国范围内开展大范围的社区卫生服务。1997年发布的《中共中央、国务院关于卫生改革与发展的决定》提出，改革城市卫生服务体系，积极开展社区卫生服务，逐步形成功能合理、方便群众的卫生服务网络。这标志着我国社区卫生服务正式开展创立，自此社区卫生服务成为中国卫生系统的关键一环。1999年7月，卫生部等发布了《关于发展城市社区卫生服务的若干意见》，这是我国第一个关于社区卫生服务的基础性、政策性文件，明确了我国社区卫生服务的总体目标、功能定位、服务内容、基本原则、社区卫生服务体系等，为后来一系列社区卫生服务指导性文件奠定了基础。

2006年2月，国务院首次召开全国城市社区卫生服务工作会议，将发展社区卫生服务作为深化城市医疗卫生体制改革的重要举措和有效解决城市居民“看病难、看病贵”问题的突破口，并出台了《国务院关于发展城市社区卫生服务的指导意见》，这标志我国社区卫生服务进入新的发展阶段。2009年4月6日颁布的《中共中央、国务院关于深化医药卫生体制改革的意见》，是我国社区卫生服务发展又一个重要的里程碑，它明确要求完善以社区卫生服务为基础的新型城市医疗卫生服务体系。2011年7月1日发布的《国务院关于建立全科医生制度的指导意见》指出，坚持保基本、强基层、建机制的基本路径，强化政府在基本医疗卫生服务中的主导作用，逐步建立和完善中国特色全科医生培养、使用和激励制度，全面提高基层医疗卫生服务水平，为社区群众提供连续协调、方便可及的基本医疗卫生服务。

2016年10月印发的《“健康中国2030”规划纲要》中强调，以人民健康为中心，坚持以基层为重点，以改革创新为动力，预防为主，中西医并重，把健康融入所有政策，人民共建共享的卫生与健康工作方针，全方位、全周期维护和保障人民健康，大幅提高健康水平，显著改善健康公平。建立专业的公共卫生机构、综合医院和专科医院、基层医疗卫生机构组成的“三位一体”的重大疾病防控机制。

2020年6月我国正式施行《中华人民共和国基本医疗卫生与健康促进法》，明确指出基本医疗卫生服务是维护人体健康所必需、与经济社会发展水平相适应、公民可公平获得的，采用适宜药物、适宜技术、适宜设备提供的疾病预防、诊断、治疗、护理和康复等的服务。基本医疗卫生服务包括基本公共卫生服务和基本医疗服务。基本公共卫生服务由国家免费提供，主要由政府举办的医疗卫生机构提供。基本医疗服务实行分级诊疗制度，引导非急诊患者首先到基层医疗卫生机构就诊，实行首诊负责制和转诊审核责任制，逐步建立基层首诊、双向转诊、急慢分治、上下联动的机制。推进基层医疗卫生机构实行全科医师签约服务，建立全科医师服务团队，与居民签订协议，根据居民健康状况和医疗需求提供基本医疗卫生服务。

虽然我国社区卫生服务起步较晚，但近年来社区卫生服务事业取得了巨大的进展，具有我国特色的社区卫生服务中心在守护健康中国、方便群众就医等方面发挥了越来越重要的作用。《2022 年卫生健康事业发展统计公报》中显示，全国已设立社区卫生服务中心（站）36448 个。2022 年中国共产党第二十次全国代表大会报告提出“保障人民健康放在优先发展的战略位置”“提高基层防病治病和健康管理能力”。随着国家的大力推进，越来越多的百姓见证了基层医疗的变化，服务水平显著提高，越来越多的人体验到了在家门口享受社区卫生服务的优势。

第二节　社区卫生服务的特点与内容

一、社区卫生服务的特点

1. 以健康为中心　社区卫生服务不仅仅指识别、治疗疾病，还包括为不同人群制定系统的保健计划，宣传健康的生活方式，预防疾病和残疾，促进健康。

2. 以需求为导向　社区卫生服务应坚持以社区人群的具体需求为导向，合理利用资源，提供相应内容和形式的基本卫生服务。

3. 以家庭为单位　家庭是社区构成的基本单位，也是社区卫生服务提供的重要场所。家庭成员之间的健康受遗传因素影响，居住环境、行为生活方式、膳食习惯以及卫生习惯等也极为相似，也就意味着他们通常具有相同或相似的健康危险因素和保护因素。另外，服务对象的家庭结构、功能以及生活周期等健康背景，也会影响家庭成员的健康。同时开展社区卫生服务也需要利用家庭资源协助家庭成员的疾病诊治和健康管理。

4. 以预防为主　社区卫生服务必须坚持预防为主的理念，开展以预防为主的卫生服务。为实现服务对象的全生命周期保健，应对居民生命周期的不同阶段提供相应的一级、二级、三级基本卫生服务。

5. 人性化服务　社区卫生服务要以人为本，应将社区居民视作有感情、有个性、完整的人，提供卫生服务时应全面考虑其生理、心理和社会需求并尽可能加以满足，利用人性化的性服务调动其疾病控制和健康促进的主动性和依从性，形成积极追求健康的社区氛围。

6. 综合性服务　社区卫生服务应当是综合的、全面的、多部门参与的。服务对象不分性别、年龄、种族、社会经济状况、疾病类型以及健康状态等，服务内容包括预防、医疗、保健、康复等，方法与工具涵盖中医、现代医学以及全科医学等多学科的知识和技能。

7. 连续性服务　社区卫生服务提供全过程服务，主要体现在：①从围产期保健开始，到分娩、婴幼儿、儿童、青少年、中老年直至临终，社区卫生服务贯穿人的全生命周期；②针对疾病的不同阶段，提供持续的一级、二级、三级预防以及相应的诊疗、康复、保健等服务，从健康危险因素监控到疾病的早、中、晚全周期的健康管理；③在不同的时间和地点，为社区居民提供力所能及、适当的卫生服务。

连续性服务是社区卫生服务区别于医院服务的一项重要特征，是构建居民终身健康体系的基础。

8. 协调性与团队合作式服务 社区卫生服务应动员和协调各级各类健康相关资源，为社区居民的健康发挥枢纽作用。当居民有需求时，可以提供以全科医生为核心、组织多学科医疗保健团队，为患者提供医疗、护理、心理等多方面服务的团队，并通过会诊、转诊等方法与上级医院、专科医生等共同解决居民的健康问题。

9. 可及性服务 社区卫生服务为区域内居民提供服务，具备地理接近、服务便利、心理信任、关系紧密、结果有效以及经济合理可接受等优势。

10. 首诊医疗服务 社区卫生服务是社区居民首先接触的、最常用的、第一线的基层卫生保健服务。社区卫生服务机构是我国基层卫生服务的首诊机构，扮演着医疗保健体系“守门人”的角色。当社区居民出现健康问题时，应先到社区卫生服务机构就诊。若居民的健康问题不能在社区卫生服务机构得到解决，则由社区卫生服务机构安排相应的会诊或转诊，由专科医生或上级医疗卫生机构进行进一步处理。

二、社区卫生服务的内容

我国的社区卫生服务机构是具有公益性质的、不以营利为目的的卫生服务体系的基层机构，主要负责提供基本的医疗卫生服务，分为基本公共卫生服务和基本医疗服务。

（一）基本公共卫生服务

1. 建立居民健康档案 服务对象为辖区内常住居民，包括居住半年以上非户籍居民，服务内容涉及建立健康档案和健康档案维护管理。

2. 健康教育 为社区居民提供健康教育宣传资料、设置健康教育宣传栏、开展公众健康咨询服务、举办健康知识讲座、开展个体化健康教育等，以提升社区居民健康意识，普及健康知识。

3. 预防接种 为辖区内0～6岁儿童和其他重点人群提供预防接种管理、预防接种和疑似预防接种异常反应处理服务。

4. 儿童健康管理 为辖区内居住的0～6岁儿童提供新生儿家庭访视、新生儿满月健康管理、婴幼儿健康管理和学龄前儿童健康管理服务。

5. 孕产妇健康管理 为辖区内居住的孕产妇提供孕早期健康管理、孕中期健康管理、孕晚期健康管理、产后访视和产后42天健康检查服务。

6. 老年人健康管理 为辖区内65岁及以上常住居民提供生活方式和健康状况评估，体格检查、辅助检查和健康指导服务。

7. 慢性病患者健康管理 为辖区内35岁及以上原发性高血压患者和35岁及以上2型糖尿病患者提供检查发现、随访评估和分类干预和健康体检服务。

8. 严重精神障碍患者管理 辖区内常住居民中诊断明确、在家居住的严重精神障碍患者提供患者信息管理、随访评估和分类干预和健康体检服务。

9. 结核病患者健康管理 为辖区内确诊的常住肺结核患者提供筛查及推介转诊、第一次入户随访、督导服药和随访管理和结案评估服务。

10. 中医药健康管理 为辖区内65岁及以上常住居民和0～36个月儿童提供老年人中医体质辨识和儿童中医调养服务。

11. 传染病和突发公共卫生事件报告和处理 在辖区内进行传染病疫情和突发公共卫生事件风险管理，传染病和突发公共卫生事件的发现和登记，传染病和突发公共卫生事件相关信息报告，传染病和突发公共卫生事件的处理。

12. 卫生监督协管 在辖区内进行食源性疾病及相关信息报告、饮用水卫生安全巡查、学校卫生服务、非法行医和非法采供血信息报告和计划生育相关信息报告。

（二）基本医疗服务

1. 一般常见病、多发病的诊疗、护理和诊断明确的慢性病治疗。
2. 社区现场的应急救护。
3. 家庭出诊、家庭护理、家庭病床等家庭医疗服务。
4. 转诊服务。
5. 康复医疗服务。
6. 定期体检及疾病筛检服务。
7. 中医药（民族医药）服务。
8. 政府部门批准的其他适宜医疗服务。

知识链接

我国基本公共卫生服务项目是不断调整、与时俱进的。2023 年我国基本公共卫生服务项目包括基层医疗卫生机构实施的和不限于基层医疗卫生机构实施的基本公共卫生服务项目。不限于基层医疗卫生机构实施的基本公共卫生服务项目包括地方病防治、职业病防治、人禽流感和 SARS 防控、鼠疫防治、国家卫生应急队伍运维保障、农村妇女“两癌”检查、基本避孕服务、脱贫地区儿童营养改善、脱贫地区新生儿疾病筛查、增补叶酸预防神经管缺陷、国家免费孕前优生健康检查、地中海贫血防控、食品安全标准跟踪评价、健康素养促进、老年健康与医养结合服务、卫生健康项目监督等 16 项服务内容。《关于做好 2023 年基本公共卫生服务工作的通知》中提到，年度工作重点为巩固做实现有项目、强化“一老一小”等重点人群健康管理服务、改善群众获得感和感受度。

第三节 社区卫生服务机构基本标准

一、城市社区卫生服务中心基本标准

城市社区卫生服务中心应按照国家有关规定提供社区基本公共卫生服务和社区基本医疗服务。

1. 床位 根据服务范围和人口合理配置。至少设日间观察床 5 张；根据当地医疗机构设置规划，可设一定数量的以护理康复为主要功能的病床，但不得超过 50 张。

2. 科室设置 至少设有以下科室。①临床科室：全科诊室、中医诊室、康复治疗室、抢救室、预检分诊室（台）；②预防保健科室：预防接种室、儿童保健室、妇女保健与计划生育指导室、健康教育室；③医技及其他科室：检验室、B 超室、心电图室、药房、治疗室、处置室、观察室、健康信息管理室、消毒间。

3. 人员 至少有 6 名执业范围为全科医学专业的临床类别、中医类别执业医师，9 名注册护士；至少有 1 名副高级以上任职资格的执业医师；至少有 1 名中级以上任职资格的中医类别执业医师；至少有 1 名公共卫生执业医师；每名执业医师至少配备 1 名注册护士，其中至少具有 1 名中级以上任职资格的注册护士；设病床的，每 5 张病床至少增加配备 1 名执业医师、1 名注册护士；其他人员按需配备。

4. 房屋 建筑面积不少于 $1000m^2$，布局合理，充分体现保护患者隐私、无障碍设计要求，并符合国家卫生学标准；设病床的，每设一床位至少增加 $30m^2$ 建筑面积。

5. 设备 ①诊疗设备：诊断床、听诊器、血压计、体温计、观片灯、体重身高计、出诊箱、治疗推车、供氧设备、电动吸引器、简易手术设备、可调式输液椅、手推式抢救车及抢救设备、脉枕、针灸器具、火罐；②辅助检查设备：心电图机、B 超、显微镜、离心机、血球计数仪、尿常规分析仪、生化分析仪、血糖仪、电冰箱、恒温箱、药品柜、中药饮片调剂设备、高压蒸汽消毒器等必要的消毒灭菌设施；③预防保健设备：妇科检查床、妇科常规检查设备、身长（高）和体重测查设备、听（视）力测查工具、电冰箱、疫苗标牌、紫外灯、冷藏包、运动治疗和功能测评类等基本康复训练和理疗设备；④健康教育及其他设备：健康教育影像设备、计算机及打印设备、电话等通讯设备，健康档案、医疗保险信息管理与费用结算有关设备等。

二、城市社区卫生服务站基本标准

城市社区卫生服务站应按照国家有关规定，提供社区基本公共卫生服务和社区基本医疗服务。

1. 床位 至少设日间观察床 1 张。不设病床。

2. 科室 至少设有以下科室：全科诊室、治疗室、处置室、预防保健室、健康信息管理室。

3. 人员 至少配备 2 名执业范围为全科医学专业的临床类别、中医类别执业医师；至少有 1 名中级以上任职资格的执业医师；至少有 1 名能够提供中医药服务的执业医师；每名执业医师至少配备 1 名注册护士；其他人员按需配备。

4. 房屋 建筑面积不少于 150m^2，布局合理，充分体现保护患者隐私、无障碍设计要求，并符合国家卫生学标准。

5. 设备 基本设备：诊断床、听诊器、血压计、体温计、心电图机、观片灯、体重身高计、血糖仪、出诊箱、治疗推车、急救箱、供氧设备、电冰箱、脉枕、针灸器具、火罐、必要的消毒灭菌设施、药品柜、档案柜、电脑及打印设备、电话等通讯设备、健康教育影像设备；有与开展的工作相应的其他设备。

第四节　社区卫生服务模式

一、社区卫生服务的管理

（一）社区卫生服务的筹资机制

社区卫生服务机构是具有公益性的、非营利性的基层卫生单位，其主要责任由各级政府承担。社区卫生服务的发展须坚持以政府主导、多元筹资渠道并存的原则。

政府财政补贴是社区卫生服务机构主要筹资来源，社区卫生服务专项经费需纳入财政预算；社区居民为医疗、护理、康复等服务进行付费，也是筹资来源；社区卫生服务机构向居民提供医疗保险报销范围内的医疗服务项目，从而从医疗保险基金中筹资；其他渠道还有社区筹资、主办方投入和社会捐赠等。

（二）社区卫生服务的组织形式

社区卫生服务中心原则上按照街道办事处范围设置，以政府举办为主。在人口较多、服务半径较大、社区卫生服务中心难以覆盖的社区，可以适当设置社区卫生服务站或者增设社区卫生服务中心。新的社区卫生服务机构可由政府设立，也可按平等、竞争、择优的原则，通过公开招标等方式选择社区卫生服务机构举办者，鼓励社会力量参与。社区卫生服务中心为独立法人机构，实行独立核算，社区卫生服务中心对其下设的社区卫生服务站实行一体化管理。其他社区卫生服务站接受社区卫生服务中心的业务管理。政府原则上在每个乡镇办一所标准化建设的乡镇卫生院，在每个街道办事处范围内或每3万到10万居民规划设置一所社区卫生服务中心。

社区卫生服务网络一般是以社区卫生服务中心为主体，其他医疗卫生机构作为补充，三级医院和防保机构指导相应业务工作，并与上级医疗机构进行双向转诊、条块结合、以块为主，基于街道、社区居委会而构建的基层卫生服务网络。社区卫生服务网络建设需要各级政府牵头，协调各有关责任部门，共同参与到全民健康事业中。社区卫生服务网络体系的构建对基本医疗保障制度的建立有重大意义，能够有效促进医疗资源的合理配置和使用，提高卫生资源的经济效益，形成基层医疗卫生机构与综合医院、专科医院合理分工的诊疗模式，提供连续、协调、方便、可及的基本医疗卫生服务，满足社区居民的健康需求。

在建设社区卫生服务网络时，各地区由于经济文化等差异形成了不同的服务组织形式，如城市社区卫生服务主要有四级网络模式、三级网络模式、二级网络模式、资源互补模式和联合服务模式等。四级网络模式指在三级医疗网络健全的城市，区医院成立医疗中心。一级医疗机构转型成为社区卫生服务中心，在居委会下设社区卫生服务站，通过站点进入社区家庭。三级网络模式为二、三级医院社区卫生服务科—社区卫生服务站—家庭。二级网络模式是由二、三级医疗机构开设家庭病床科，制定家庭病床患者准入标准和合同，由家庭医生建立家庭病床，为患者制定治疗方案。资源互补模式依托企事业单位卫生机构，和地方卫生资源共同承担区域内的社区卫生服务。联合服务模式是指在卫生资源较为丰富、机构种类较多的地区成立医疗集团或者医疗共同体，承担社区卫生服务。

（三）社区卫生服务的人才培养

社区卫生服务应以团队的形式为社区居民提供服务，团队通常包括：全科医生、社区专科医师等临床医师；公共卫生人员；社区护士；药剂师、检验师、康复理疗师等医疗技术人员；管理者、社会工作者、志愿者。

在我国城市，已有较为成熟的社区卫生服务人才培养模式。城市社区卫生服务机构一般按照社区卫生服务机构编制标准和岗位设置配备社区卫生专业技术人员。社区卫生人员培训项目较为丰富，构建以全科医生为重点的基层医疗卫生队伍建设。吸引和鼓励地方高等医学院校毕业生到社区卫生服务机构实习、就业。鼓励公立医院高中级医疗卫生技术人员定期到社区卫生机构提供技术指导和服务。在我国农村社区卫生服务机构中，还存在一定的卫生人才缺失、人员流失等问题。应统筹城乡卫生资源，进一步加强农村卫生人员的继续教育培训，组织农村卫生技术人员定期进行进修学习。在教育阶段实施订单培养方式，定向向农村卫生培养留得住、用得上、干得好的基层卫生人才。对在农村基层工作的卫生技术人员，在职称晋升等方面应给予政策倾斜。

二、社区卫生服务的方式

（一）以患者为中心的个体化服务

1. 门诊服务 门诊服务是最主要的社区卫生服务方式，能提供基本卫生服务，一般包括门诊、留诊观察、急诊。

2. 出诊或家庭病床服务 这是最具基本医疗特色的社区卫生服务形式，既与专科医疗有差别，又体现出社区卫生服务的主动性、连续性的特点。

3. 社区区域内的急救服务 社区急救服务提供全天候的急诊服务、院前急救，及时地使用当地急救网络系统。

4. 转诊和会诊服务 这是比较常见的社区卫生服务形式，能体现社区卫生服务协调性特点。双向转诊是指在卫生服务机构之间，将患者转出去和转回来的连续性服务，一般指超过全科医疗的执业范围或者是社区卫生服务机构无条件诊断和处理的疾病，如疑难重症、需要特殊设备检查或特殊疗法等情况，需要及时转诊到上级医疗中心（专科、综合医院等）进一步诊治；同时，上级医疗机构将更适合在社区卫生服务机构治疗或康复的患者转至社区卫生服务机构的服务过程。双向转诊服务既可保证社区居民医疗效果，又能合理利用医疗资源，提高医疗效率，降低医疗成本。另外，全科医生也可请上级医疗中心的专家来社区进行会诊。

5. 电话咨询 电话咨询是近年来常见的一种社区卫生服务的新服务形式，它能为社区居民提供健康教育和医疗保健咨询、联系住院、出诊及会诊、专科预约等；也可以通过电话联系不能按时前来就诊的病人或需要进行定期督导的患者。

6. 长期看护 主要针对身患多种疾病需要长期医疗护理的老年人，如提供老年护理院服务。

7. 临终关怀和姑息医学照顾 是指给予走到生命尽头的患者人文关怀、减轻躯体上的痛苦和心理的人性化照顾。

8. 医疗器具租赁服务与便民服务 开展家庭照顾中，必备的短期使用的某些医疗器具租赁服务可以为减轻患者的经济负担，避免浪费，并指导其使用。

（二）以社区为导向的群体性基层医疗服务

社区卫生服务机构除了提供以患者为中心的个体化服务外，还承担着社区人群的健康管理任务。社区卫生服务机构应掌握所在社区常见健康问题的分布及其影响因素，构建适应所在社区需求的知识结构，了解社区可利用资源和服务能力，以选择适宜的策略和方法，为社区居民群体提供安全、有效、可及的基层卫生服务。

1. 确定社区和目标人群。
2. 确定基层医疗服务机构和团队。
3. 通过社区诊断，确定社区主要问题及其需要优先解决问题的顺序。
4. 根据需要解决的优先问题，制定解决问题的干预方案。
5. 监督和评估。

第五节　社区卫生服务绩效评价

一、社区卫生服务绩效评价对象

1. 社区卫生服务机构责任主体 按社会卫生服务机构的举办方不同进行评价，一般为当地政府。

2. 社区卫生服务机构 检验社区卫生服务的数量和质量是否达到预期的目标和标准，对实施后的成效和经验进行总结，找出存在的问题，促进社区卫生机构改进服务方式和管理水平，提高政府投入的社会效益水平，加强对机构的监督管理。评价以服务数量、质量和群众满意度为核心指标，一般不纳入业务收入指标，以凸显社区卫生服务的公益性。

3. 社区卫生服务工作人员 从社区卫生机构工作目标出发，对员工工作能力、态度和业绩进行考评，促使员工提高工作效率和质量，这也是社区卫生机构人力资源管理的重要方式。

二、社区卫生服务绩效评价方法和程序

一般使用主观的专家咨询法，以及聚类分析假设检验、变异系数法等统计学方法进行评价指标筛

选。评价指标确定后，一般采用德尔菲法、层次分析法或两者结合确定权重系数。社区卫生服务评价指标体系建立后，通过对评价对象各项评价指标的测量获得数据资料，进行数据分析，最后进行综合评价。2022 年我国为落实新修订的《基本公共卫生服务资金管理办法》，展开社区卫生服务绩效评价试点工作，试点地区通过“三评三查”将日常绩效评价与随机工作核查相结合，具体包括地方自评、交叉互评、国家复评和区域普查、随机抽查、重点核查。

评价程序需根据实际情况制定，一般为：制订评估计划，确立评估标准；建立组织并培训人员；组织实施评估；对评估资料进行分析、评价；提出评估报告。

练习题

答案解析

1. 社区卫生服务的定义是什么？
2. 简述社区卫生服务的特点。
3. 怎样看待我国社区卫生服务的发展方向？
4. 简述社区卫生服务的管理。
5. 结合实际，介绍一项社区卫生服务的内容。

（岳　帅）

书网融合……

本章小结　　微课　　题库

第九章　弱势人群卫生服务

PPT

学习目标

知识目标

1. **掌握**　弱势群体的概念、分类，社会影响因素和社会保健措施。
2. **熟悉**　弱势群体的健康风险。
3. **了解**　妇幼卫生和人口老龄化现状。

能力目标

能够分析弱势群体健康问题产生的原因并提出相应的社会保健措施。

素质目标

通过本章的学习，认识弱势群体的社会卫生问题，树立人群整体健康观，优化健康服务，理解和践行中国现代卫生与健康工作方针政策。

情景导入

情景：少年儿童的健康成长关系着祖国的未来和人民事业的发展，党的十八大以来，党和国家领导人十分关心少年儿童的成长，习近平总书记曾指出少年儿童工作的战略地位，“培养好少年儿童是一项战略任务，事关长远。”我国《民法典》也设立了多项保护未成年人权益条款，如胎儿利益的保护；保护未成年人的受抚养权、被收养权；对“性骚扰”给予特别关注；增加网络保护专章和加强个人信息保护等。社会各界都要形成合力，为少年儿童创造健康良好的成长环境。

思考：

怎样保护未成年人的身心健康？

弱势群体也称为社会弱者群体，是在社会权利和经济利益分配体系中处于边缘化地位的脆弱群体总称。他们在遇到社会问题时，对社会及生活的不适应，处于脆弱地位，容易受到挫折和侵害的人群。弱势群体一般分为生理性弱势人群和社会性弱势人群。

生理性弱势人群，是指存在明显的生理原因，如年龄、性别、身体残疾等，在生活和社会竞争中处于弱势、面临生存和发展困难的人。社会性弱势人群是由社会原因引起，如经济收入、社会地位、职业等造成生活贫困、竞争力弱、工作环境差等，容易受到伤害的社会底层群体。前者包括儿童、孕产妇、老年人、残疾人等；后者主要有低收入者、失业者、农民工、流动人口等。关注弱势群体的健康和卫生保健服务，可以提高整个人群的健康水平，有利于实现小康社会目标，对促进社会的稳定协调发展有重要意义。

第一节　妇女儿童健康与卫生服务

一、儿童青少年的健康风险

儿童青少年指从出生后的婴儿期直到发育成熟的青年期的人群，他们身体处于生长发育期，对营养、医疗卫生条件需求较高，抗病能力和外界环境适应能力较差，自我防护能力较弱，易受各种不良因素影响，而导致疾病和心理问题的发生。伤害一旦发生，往往会长期影响儿童青少年的身心健康。通常使用生长发育水平、患病率、因病缺课等指标分析儿童青少年的健康状况，找出疾病发生的规律，为防治疾病措施提供科学依据。

儿童青少年在不同年龄段，生理、心理、社会条件上存在差异，所患疾病种类、特点在不同年龄段均不同。

（一）儿童青少年的患病特点

1. 婴幼儿期（0～3周岁） 体格生长发育快，对能量、营养素需求高于成人，如果缺乏，易导致发育迟缓和营养不良。由于自身免疫功能尚未发育成熟，抗病能力较弱，主要以患感染性和传染性疾病为主，如呼吸道疾病、消化道疾病，另外，缺铁性贫血、佝偻病也较常见。

2. 学龄前期（3～6或7周岁） 体格生长发育稳步增长，智力发育迅速，模仿性强，注意防范意外事故的发生。此时期仍以感染性疾病为主，因处于长牙与换牙时期，容易发生龋齿、沙眼等与生活习惯相关的疾病。

3. 学龄期（女孩6或7～12周岁，男孩6或7～13周岁） 体格继续稳定、缓慢增长，认知能力逐渐完善，对环境的改变较为敏感，容易发生近视、龋齿、心理和行为障碍，因学习、走路姿势不正确可造成胸廓、脊柱发育畸形。此期易患感染性呼吸系统和消化系统疾病。

4. 青春期（女孩11～12到17～18周岁，男孩13～14到18～20周岁） WHO定义为个体从出现第二性征到性成熟的生理发育过程，青春期孩子的体格生长发育出现第二次高峰，生殖系统迅速发育并趋向成熟，由于社会经历不足与生理的变化，心理发展相对缓慢，性生理发育成熟与性心理相对幼稚的矛盾使得身心处在非平衡状态，心理卫生问题较为突出，应引起重视。此期容易发生内分泌紊乱性疾病和心理行为障碍。

二、妇女的健康风险

妇女是成年女子的统称，在司法解释中定义14岁以上的女性称为妇女。妇女在人类社会生活中承担着劳动生产和生育后代的双重任务。其一生要经历青春期、生育期、更年期、老年期，在育龄期要经历结婚、怀孕、分娩和哺乳期等阶段，妇女不同的生理变化决定了其在不同的生命阶段有着特殊的卫生保健需要。在现代社会的某些方面，女性相对于男性仍然处于弱势，如女性就业难、失业问题严重、重男轻女的思想、各种形式针对妇女的暴力等时有发生。另外，妇女受教育水平高低与其健康状况好坏也是影响婴幼儿生长发育的重要决定因素，因此，做好妇女卫生保健工作意义重大，关乎民族的兴旺发达。

（一）妇女健康问题

1. 青春期 生理健康问题，如痛经、闭经等；心理、行为健康问题，如人际关系不适应、学习压力、情感问题，吸烟、酗酒等不良嗜好；生长发育、营养问题，如追求身材，过度节食等；性行为与性活动，如青少年妊娠、不安全流产、感染性病等。

2. 生育期 如不孕不育、母婴健康、无安全妊娠、产后抑郁；性别、社会地位不平等，包括拐卖妇女、家庭暴力、性虐待等；性健康和性传播疾病的控制。

3. 更年期 也称围绝经期，一般在45～55岁，是指从绝经前出现与绝经有关的内分泌、生物学和临床特征到绝经后一年内的时间。绝经提示卵巢功能减退，生殖功能终止，常见的健康问题有更年期综合征、骨质疏松、妇科肿瘤等。

4. 老年期 妇女60岁以上称为老年期，由于生理特征老化，适应环境的能力下降，加上现代生活方式、家庭结构变化等，老年妇女缺乏社会和家庭的照顾，常感到孤独，产生生理、心理性疾病增多，如老年抑郁等。

（二）妇幼卫生状况

婴儿死亡率、5岁以下儿童死亡率和孕产妇死亡率（以下简称“三率”）是衡量一个国家或地区的妇幼卫生状况的常用指标。2021年《中国儿童发展纲要（2021—2030年）》统计监测报告和2021年《中国妇女发展纲要（2021—2030年）》统计监测报告中显示，2021年，婴儿死亡率由2020年的5.4‰下降到5‰；5岁以下儿童死亡率为7.1‰，下降0.4个千分点；2021年，全国孕产妇死亡率为16.1/10万，比2020年降低4.7%，城市和农村孕产妇死亡率分别为15.4/10万和16.5/10万，城乡差距由2020年的4.4/10万缩小为1.1/10万。”虽然我国妇女儿童健康水平有所改善，但与世界发达国家相比还有差距，降低“三率”和提高妇幼卫生状况的任务还比较艰巨。

三、影响妇幼健康的社会因素

（一）影响儿童健康的社会因素

1. 社会经济因素 国家社会经济发展、社会治安稳定与儿童健康状况密切相关。经济发展水平提高，物质生活丰富，儿童的生长速度加快，生长水平提高，性发育提前，但生长的变化是有一定限度的，最大限度的生长与文化、卫生、经济等因素密切相关。流行病学研究发现，儿童的健康状况在童年期，许多疾病与社会经济地位低有关，如营养性缺铁性贫血、发育迟缓等。

2. 家庭因素 家庭是儿童少年生长发育的最初环境和重要生活场所，良好的家庭环境能够促进儿童的身心发展，外部环境因素可通过家庭直接或间接影响儿童的身心健康。父母受教育程度、性格、“情感联结”如亲子关系、家庭氛围、家庭的经济状况、行为生活方式等，都会潜移默化地作用于儿童少年，影响他们的身心健康。

3. 营养 营养是儿童生长发育必不可少的物质基础。进食过多会造成肥胖，而引发各种疾病。进食过少、偏食、挑食会造成营养不良，引起生长发育迟缓，免疫功能低下。

4. 运动不足 体育锻炼可以促进身体发育、增强体质、调节紧张的学习生活，有助于消除疲劳，能够促进新陈代谢，全面加强各器官、系统的功能，促进肌肉、关节和骨骼的发育。

5. 生活作息方式 良好的生活作息方式，如规律睡眠、定时就餐、适当的学习时间、足够的户外活动，可以促进儿童少年的健康成长。

（二）影响妇女健康的社会因素

1. 社会地位 由于历史原因、文化陋习和性别的不平等，妇女的社会地位低下，如各种暴力侵害，不能平等的享受良好的医疗保健服务，易受到妊娠等相关疾病的威胁，在家庭和社会参与决策方面受到很多限制，社会犯罪因素，如拐卖妇女、强奸等，加大对女性的伤害。

2. 经济因素 妇女的健康与经济状况联系密切，提高经济收入对健康有促进作用。女性经济独立，在家庭和社会中的地位较高，均对健康具有保护作用。据WHO估计，2017年报告显示，低收入国家孕产妇死亡终生风险是高收入国家的120倍。

3. 就业与教育 由于部分地区女性社会地位较低，受教育机会不平等，文化程度较低，健康素养和防病意识较弱，而且难以获得就业机会，造成妇女没有独立的经济来源，影响健康水平的提高。

4. 风俗习惯 当今世界，仍然存在一些社会陋习，如重男轻女、童婚、女童割礼等，这些现象尤其在发展中国家普遍存在，严重影响了妇女的身心健康。

5. 地域 妇女的健康在不同的地区间和人群间存在明显的差距，如城市与农村、流动人口与本地人口之间，卫生服务的可及性、医疗保障水平等都有差距。根据2022年《中国卫生健康统计年鉴》数据显示，2021年，城市的孕产妇死亡率一般为15.4/10万，农村为16.5/10万，其他与妊娠分娩有关的疾病，如产后出血、产褥感染、羊水栓塞等疾病，农村尤其是偏远地区的发病率均较高。

四、提高妇幼健康的社会保健措施

《中国妇女发展纲要（2021—2030年）》提出，妇女是人类文明的开创者、社会进步的推动者，是全面建设社会主义现代化国家的重要力量。党的十八大以来，以习近平同志为核心的党中央将“坚持男女平等基本国策，保障妇女儿童合法权益”写入党的施政纲领，为促进妇女全面发展加速行动。

（一）妇女健康的社会保健措施

1. 提高妇女的地位和权利 提高妇女在经济、政治、教育、就业等方面的社会地位，给予妇女应有的权利，促进男女平等，鼓励和支持妇女走出家庭，参加社会经济建设，在思想、经济上独立，以提高其在家庭和社会中的地位。

2. 建立健全法律保障体系和妇女卫生信息系统 《中华人民共和国民法典》出台后，进一步完善了对妇女各项权益的保护。建立健全各级妇女卫生信息网络，加强对妇女卫生信息的监测和管理，积极利用现代信息技术的优势，为科学建立妇女健康信息和评估健康状况提供依据。

3. 明确妇女保健卫生服务体系功能定位 妇女保健机构坚持以健康为中心、预防为主的原则，应依法为妇女提供卫生健康服务、常见病筛查、健康教育等卫生服务。提高卫生服务质量，做好妇女保健咨询工作，帮助妇女正确认识和对待自身的生理性或病理性问题，促进身心健康发展。

4. 坚持妇女保健机构的公益性 各级妇女保健机是由政府举办、不以盈利为目的的公益性单位，不得以任何形式改变保健机构所有权性质，坚持妇女保健机构的公益性，保持妇幼保健机构的稳定。

（二）儿童健康的社会保健措施

1. 做好家庭和学校教育 儿童少年的健康成长离不开家庭和学校教育，家庭是儿童少年成长的早期环境，直接影响儿童少年的身心健康，学校的健康教育会影响人的整个生命周期。建立安定而愉快的家庭和学校环境，改变对儿童有害的教育方式，如放纵、溺爱。传播健康相关知识，家庭和学校帮助儿童养成良好的行为习惯，培养受教育者良好的心理品质和社会适应能力。

2. 心理卫生的三级预防 一级预防是防患于未然，消除产生社会问题的原因，提高心理素质，如学校心理卫生教育咨询等。二级预防是做好“三早”预防工作，其措施有建立筛查方法、监测技术等对问题儿童进行干预、指导等。三级预防为治疗疾病，减少并发症产生，促进康复，可以通过专业机构治疗，改善所处环境。

3. 建立健全法律保障体系 “十四五”国家相继出台《中国儿童发展纲要（2021—2030年）》《中华人民共和国家庭教育促进法》《健康儿童行动提升计划（2021—2025年）》等一系列儿童相关法律及政策文件出台。实施了一系列重大举措，促进儿童各项事业的持续健康发展。

知识链接

留守儿童

留守儿童（the“left - behind”children）是指父母双方或一方跨乡镇街道外出流动半年及以上，留在原籍不能与父母双方共同生活的0~17岁儿童。其中，农村留守儿童是指留守儿童中户籍所在地为农村的儿童，城镇留守儿童是指留守儿童中户籍所在地为城镇的儿童。据《2020年中国儿童人口状况》

显示，我国农村留守儿童数量为4177万人，城镇留守儿童2516万人。

留守儿童是由于经济发展引起的一种社会问题，留守儿童多由祖辈照顾，父母外出打工后，与自己的孩子聚少离多，成长中缺少了父母情感上的关心和呵护，往往面临着生活照顾、思想教育、心理健康等多方面的困境，父母监护教育角色的缺失，对留守儿童的全面健康成长造成不良影响。

解决好留守儿童问题关系到未来人口素质和劳动力的培育，农村经济和社会的协调发展以及社会稳定和可持续发展。

第二节　老年人健康与卫生服务

一、老龄化概述

当前老龄化已成为全球普遍现象，人口老龄化是指一个地区或国家老年人口增长的趋势。在我国老年人是指60周岁以上的公民，国际上将65岁以上年龄的人确定为老年人。根据联合国的标准，当一个地区或国家60岁及以上人口超过总人口的10%或65岁及以上人口超过总人口的7%时，这个国家或地区就进入老龄化社会。《中国老龄化报告》指出，我国“2021年进入老年人口占比超14%的深度老龄化社会，预计2032年前后进入老年人口占比超20%的超级老龄化社会，中国老龄化趋势将呈现规模大、速度快、高龄化、未富先老、老年扶养比大幅度上升的五大特点。”造成与之相关的疾病负担加重、保健、护理、临终关怀等一系列社会问题供需矛盾将日益突出。

二、老年人群的健康风险

衰老属于自然生命现象，随着年龄的增高，人体器官系统功能状态逐渐下降，这是一种自然的生理状态，不是一种病态，但是与老年病的发生发展有密切联系。老年人生理特点主要有：脏器萎缩、器官功能减退，尤其是消化、呼吸、代谢、排泄及循环功能减退；多病共存等；老年人心理由于生理和社会角色发生变化、社会适应性下降等原因，如退休、丧偶、子女离家，容易产生心理疾病，如老年抑郁症、老年疑病症等。

（一）跌倒风险

研究表明，跌倒发生率随年龄的增加而升高，跌倒是我国伤害死亡的第四位原因，老人一旦跌倒，容易导致活动能力下降、肢体残疾、生活质量下降、危及生命，如长期卧床引起的压疮、肺部感染等。

（二）慢性疾病

随着疾病谱和死因谱的改变，慢性疾病成为影响老年人口健康的主要疾病，如脑血管病、心脏病、恶性肿瘤等。同时，慢性病还会引发老年综合征的风险，老年人的慢性病呈现发病缓慢、多病共存、发病诱因不典型等特点，易发生脏器功能衰竭、并发症、药物不良反应等。

（三）膳食不合理

不健康的饮食行为会影响人体健康，例如，进食过多可能引发高脂血症、冠心病、高血压等，进食过少可能导致低血糖、神经性厌食症等，进食不规律则会造成消化道疾病、肥胖症等。合理的营养对保持身体健康、器官功能和身体完好状态非常必要。蛋白质－能量营养不良是老年人群中常见的一种营养不足。不少老年人由于个人喜好或者经济原因，日常生活中往往选择能量高而蛋白质低的食物，经常食用高能量食品会增加体重的风险，导致营养素摄入不足。

（四）日常生活能力

评估老年人的日常生活能力可以掌握老年人生活健康状况，对提高老年人生活质量和健康水平提供科学帮助。老年人的日常生活能力主要受年龄的增长和慢性病的影响。随着年龄的增长，日常生活能力呈下降的趋势。

综上所述，老年人的生理、心理和社会角色的变化，直接或间接影响老年人的身心健康，导致老年人对卫生服务的需要增加，对卫生服务的需求日益多元化。老年人需要社会为其提供更多、更完善的卫生服务。

三、影响老年人健康的因素

（一）环境因素

环境因素包括自然环境和社会环境，由于环境污染，如空气、水污染，易导致肿瘤的发生。社会环境方面，社会支持、经济收入、社会地位的变化和家庭生活的改变，如退休、丧偶、父母好友去世等，常导致老年人强烈的情绪反应和躯体的痛苦，从而对健康产生负面影响。

（二）生物因素

遗传、年龄、性别等生物因素对老年人口健康有重要的影响作用。增龄是发生慢性病的重要危险因素，各种生理功能也在逐渐减退，器官老化，各种老年病随之而来。

（三）行为生活方式

行为生活方式与人群健康关系非常密切，很多慢性病都是由于不良的行为生活方式造成的，如吸烟、酗酒、缺乏运动、高盐高脂饮食，对健康是有害的。

（四）卫生保健服务因素

医疗卫生条件的改善、卫生服务质量、服务范围、内容关系到人群的健康问题的方方面面，包括医疗资源的总量和分配、医务人员的诊疗水平、医疗保障覆盖面等，如农村老年人可利用的医疗条件有限，因而其健康状况普遍比城市差。

四、提高老年人健康的社会保健措施

（一）加快推动养老服务体系建设

《“十四五”国家老龄事业发展和养老服务体系规划》提出“推动养老服务体系高质量发展，推动老龄事业和产业协同发展两条主线。”响应老年人急难愁盼，顺应多样化的需求服务。

（二）开展老年健康教育，提高老年人的健康素养

通过开展各种形式的健康教育，促进老年人改变不良的行为生活方式，树立健康意识，消除或减轻影响健康的危险因素，加强慢性病的自我管理，预防和延缓疾病的发生，促进健康。

（三）建立完善社会保障制度

健全和完善社会保险制度，强化社会福利制度，进一步完善社会救助制度，大力发展公益慈善事业，如完善基本医疗保险，扩大老年人慢性病用药的报销范围，建立长期护理保险制度，重点解决重度失能老人的基本护理保障需求等。

（四）创建和谐的社会和家庭环境

家庭和社会要积极践行尊老爱幼的传统美德，给与老年人尤其是“空巢老人”、寡居老人社会关爱

和帮助，满足老年人物质、精神、心理需求，安享幸福的晚年。

知识链接

健康老龄化

健康老龄化是指将健康的概念延伸到老龄化过程中，从医疗保健和老龄化过程中的健康问题着眼，将重点放在提高大多数老年人的生命质量，缩短生命带病期，使老年人以正常的功能健康地存活到生命的终点上。重点强调社会生活的完善对老年人的整个生命过程具有的重要意义。

第三节　残疾人健康与卫生服务

一、残疾人概述

残疾在《现代汉语词典》中解释为肢体、器官或其功能方面的缺陷。《中华人民共和国残疾人保障法》中定义为：残疾人指在心理、生理、人体结构上，某种组织、功能丧失或者不正常，全部或者部分丧失以正常方式从事某种活动能力的人。残疾包括听力残疾、视力残疾、言语残疾、肢体残疾、精神残疾、智力残疾等。残疾人由于身心功能缺陷，在日常生活、社会活动和工作方面存在很多困难，更需要社会给与扶持和帮助。

我国历来十分关心残疾人的问题，《“十四五”残疾人保障和发展规划》指出，残疾人事业是中国特色社会主义事业的重要组成部分扶残助残是社会文明进步的重要标志。党的二十大报告提出，要完善残疾人社会保障制度和关爱服务体系，促进残疾人事业全面发展。全社会应当发扬人道主义精神，理解、尊重、关心和帮助残疾人，支持残疾人事业。

二、残疾人的健康问题

（一）生理方面

残疾人最突出的生理特点是机体存在着某种缺陷，丧失了正常人应该具有的生理特征。例如，肢体残疾人行动受限、生活不便，听力、言语障碍的残疾人无法正常交流。

（二）心理方面

1. 自卑和孤独　由于身体存在缺陷，学习、生活、就业方面遭遇诸多困难或歧视，行为易受挫折等，缺少朋友，久而久之产生孤独自卑感。

2. 敏感和自尊　残疾人容易敏感，自尊心强，非常在意别人对自己的看法、态度，即便别人无意，也容易引起他们的反感和愤怒的情绪，甚至产生偏激的行为。

3. 抱怨心理和挫败感　当面对不愿意接受的现实，将自己遭受的挫折原因归咎于他人，产生强烈的抱怨心理，如抱怨命运、父母、社会，认为天地之间难以容身、人海茫茫唯其多余。

4. 富有同情心和渴望被关注　由于自己经历了挫折和磨难，他们对他人的痛苦和不幸富有同情心，感同身受，更加关心他人，同时也希望获得别人的理解和帮助。

三、影响残疾人健康的因素

（一）社会经济因素

残疾人由于身体所限、自身能力不足、缺少职业技能等原因，就业困难，影响其经济来源，从而进一步影响其健康状况。

（二）社会保障因素

《“十四五”残疾人保障和发展规划》提出，落实宪法、民法典等法律法规关于保障残疾人权益的规定，健全残疾人权益保障法律法规体系，推动残疾人保障法等法律法规的有效实施。其他有关的法律法规如《残疾人教育条例》《残疾人就业条例》《无障碍环境建设条例》，从不同方面保护、扶助、减轻残疾影响和外界障碍提供了法律和制度保障。同时为残疾人提供更多的学习和就业机会，让他们能够融入社会，参与社会经济建设。

（三）环境因素

良好的自然和居住环境，可以提高残疾人的生活质量。幸福的婚姻、和谐的家庭生活、良好的社会环境等可以为其提供更多的社会支持，提高残疾人的健康水平。同时，应提升无障碍设施建设管理水平，保障残疾人通行安全和使用便利。

（四）心理行为因素

残疾人要有健康的心理状态，身残志不残，积极参与社会生活，充分利用社会支持，建立自己的社会关系网络，应对心理问题，同时要建立良好的生活方式，保持积极的心态面对生活。

四、提高残疾人健康的社会保健措施

（一）残疾的预防措施

1. 一级预防 减少导致各种缺损危险因素的发生。可以通过提高优生优育、做好围生期保健，保证孕期营养，避免药物滥用，普及儿童预防接种，减少传染病后遗症，安全教育、安全措施和立法，减少家庭、交通、职业工作场所等事故发生，做好劳动者职业防护措施，开展定期健康监测，注意精神卫生，开展心理保健咨询服务等。

2. 二级预防 主要是限制或逆转由缺损造成的伤残，可以通过积极治疗各种可能导致伤残的疾病，在有可能造成伤残的阶段尽快提供必要的治疗。

3. 三级预防 其目的是防止伤残转变为残障或者减少残疾的影响，通过各种形式康复训练，提高残疾人的生活自理能力和社会活动参与能力；根据残疾人的不同情况提供特殊教育和职业技能培训，提供适合的就业岗位；提供合适的假肢及矫形支配装备，提高生活能力。

（二）完善各种政策，加快发展残疾人事业

我国党和国家高度重视残疾人的社会保健工作，通过多种渠道、多种形式帮助残疾人就业，落实残疾人的各项救助保障、社会福利制度和优待政策等，保障残疾人能平等充分参与社会生活，实现共同富裕。共建共享幸福美好的生活。

第四节　流动人口健康与卫生服务

一、流动人口概述

流动人口通常是指离开户籍所在地到其他地方居住的人员，从流动的目和原因来看，可以分为公务型、文化型、社会型、经济型、盲流型和中转型等类型。流动人口对推动我国经济建设、社会发展有重要作用。第七次全国人口普查结果显示，2020 年我国流动人口规模达 3.76 亿。近年来，国家先后制定出台了《关于做好流动人口基本公共卫生计生服务的指导意见》《流动人口健康教育和促进行动计划（2016—2020 年）》《健康中国 2030》等强调，向流动人口提供均等化的基本公共服务，维护他们的合

法权益，特别是流动妇女儿童和农民工的健康权益，广泛开展健康教育与促进活动，提高流动人口的健康素养和健康水平，促进其家庭全面发展。

二、流动人口的健康问题

根据国家调查数据和相关研究显示，目前我国人口流动依然活跃，聚集效应进一步显现主要向沿江、沿海和内地城区聚集，与2010年我国流动人口数量比增长了69.7%；以青壮年为主，主要集中在25～39岁；主要以务工、经商为目的，经济型流动占主导地位等特点。由于流动人口的经济、文化水平较低，其在流入地，以租房居住为主，居住环境、生活设施等条件有限，导致流动人口罹患各种感染性和传染性疾病的危险性较高。他们在现居住地属于弱势群体，比同龄常住人口面临着更多的健康风险，需要社会特别予以关注。

（一）传染病

据统计，我国流动人口传染病防治教育接受率较低，仅为39.72%，低于流动人口健康教育73.1%的接收率，如在重大传染病方面存在认识误区，在慢病方面风险防控意识不足。流动人口是传染病暴发流行的高危人群，加上自身具有的流动特性与传染病病毒传播因素相结合，导致传染病加速传播。流动人口常见的传染病有呼吸道传染病、肠道传染病、虫媒传染病、性传播疾病。

（二）妇幼卫生

流动人口多数来自农村、山区等偏远地区，因此大部分人员文化、经济水平均较低。有数据显示，流动人口在健康生活方式与行为素养方面的水平较低，健康意识薄弱。我国流动人口基本公共卫生服务利用不足，其中妇女和儿童疾病保健服务的利用水平低于常住人口，其生存状况并不是十分理想。

（三）心理健康

流动人口远离家乡在陌生环境里，承受经济和生活双重压力，往往会产生抑郁、焦虑、沮丧等不良心理，长期处于心理不佳的状态，容易引发心身疾病，影响健康。

（四）职业危害

由于流动人口的社会性特征、职业特点以及用人单位等方面的原因，自我职业健康防护意识差，得到的有效职业防护不足，或者自身不重视，加上长期接触职业有害因素，增加了患职业病的风险。农民工已成为职业病高危人群。应引起全社会的重视。

三、影响流动人口的社会因素

（一）经济因素

根据《中国流动人口发展报告2018》分析，流动人口与城镇居民收入差距扩大，中低收入群体差距拉大明显，低收入会影响劳动人口居住条件、营养状况、医疗保健等方面。收入越高，人们的居住和生活条件越好，越注重自己的健康问题，对卫生保健方面投入就会越多。

（二）文化因素

目前，流动人口文化素质还较低，据研究表明，流动人口健康素养水平低于全国城市居民平均水平，自我维护健康和防病的知识和能力缺乏，健康意识薄弱。

（三）行为因素

流动人口卫生健康意识不强，生活中往往有些不良的行为生活方式，如吸烟、酗酒、不健康的饮食、不洁性行为，都会对健康产生不良影响。

四、提高流动人口健康的社会保健措施

（一）加强政策支持，完善社会保障制度

建立健全政策、法规、制度，为流动人口提供公平、可及性、有效性的卫生服务。提高流动人口的经济、政治地位，改善流动人口的生活条件，确保为流动的妇女、儿童提供安全、便捷、充分的孕产期和儿童卫生保健服务。

（二）提供相应的保健服务

1. 健康教育 社区卫生服务中心应有计划、针对性地通过多渠道、多样化的健康教育和健康促进，提升流动人口的健康素养和防病能力，建立健康的生活行为方式。

2. 传染病保健服务 有关部门执行《传染病防治法》，做好传染病监测和上报工作，为流动人口建立健康档案，广泛开展传染病防治知识，协助流动人员做好传染病的防护工作。

3. 职业病保健服务 监督用人单位为劳动者建立职业健康监护档案，定期开展职业病相关检查，加强对劳动者职业病防治的宣传教育，完善监护体系建设，维护劳动者的权益保障。

（三）完善流动人口的社会医疗保障制度

建立符合流动人口特点的社会医疗保险制度，逐步实现流动人口享有同等的卫生保健服务。

练习题

答案解析

1. 简述影响妇女健康的社会因素。
2. 老年人有哪些健康风险？
3. 残疾人存在哪些心理问题？
4. 改善流动人口健康问题应从哪些方面着手？

（李　静）

书网融合……

本章小结　　微课　　题库

第十章　社会病防治

PPT

学习目标

知识目标

1. **掌握**　各种社会病的主要防治措施。
2. **熟悉**　社会病的概念、特点以及主要类型。
3. **了解**　社会病的危害和社会根源。

能力目标

能够辨别出社会病的类型，并依据其特点和危害提出社会防治措施。

素质目标

通过本章的学习，认识各种危害健康的社会病，树立“大健康观”。

情景导入

情景：张某，女，33岁，单亲妈妈。第一次接触毒品是2018年在娱乐场所聚会，她看到同伴吸食毒品，加上自己感情不顺、经济压力过大，开始尝试吸食毒品，因而上瘾。直到2020年被民警查获，送往戒毒所进行强制戒毒，因案主表现良好且比较配合戒毒，戒毒至今未再复吸，现在社区接受社区康复服务。

社工在开展服务过程中对张某进行心理疏导，引导其正确认识吸毒和进行社区康复，与其家人一起疏导其身心与经济带来的压力，帮助她以一种积极乐观的心态面对生活，主动解决生活中遇到的困难。

经过多番努力，张某从最初对自己吸毒史的自卑、找工作的不自信到后来摆脱“刻板印象”的思想观念，并最后成功找到自己满意的工作，也有了相对稳定的收入，大大改善了其家庭的经济情况。

思考：

1. 吸毒和对毒品上瘾是社会病吗？
2. 我们该如何对社会病进行预防和控制？

现代社会的发展和科学技术的进步，给人类带来了多方面的物质财富和精神财富的同时，也使我们面临一系列影响健康的新问题。由社会因素起主导作用的社会病，已经成为当前人类生命和健康的严重威胁。如何从社会医学的角度分析社会病的病因和致病机制，提出社会病防治的原则和措施，以增强人们防治社会病的意识，提高全民的健康水平，成为社会医学的重要研究内容。

第一节　社会病概述

一、相关概念

社会病指社会因素起主导作用，与人的生活方式和行为模式密切相关，且与社会发展和进步方向相违背的疾病或社会病理现象。社会病的类型主要有自杀行为、成瘾行为、非故意伤害、性传播疾病、青少年妊娠、精神障碍等。

在社会学领域中，与社会病密切相关的术语有两个，一个是社会问题，另一个是越轨行为。社会问题是指影响社会成员健康生活，妨碍社会协调发展，引起社会大众普遍关注的社会性问题。社会问题的外延很广，涉及需要动员社会力量来解决的问题，如人口、生态环境、贫困、民族和种族、犯罪、教育、劳动和就业、婚姻和家庭等问题。越轨行为主要是从个体与社会关系的角度来看问题的，其外延要小得多。可以说，凡是违背群体标准或期望的行为都可以称为越轨行为。越轨行为如果影响了社会的稳定和发展，就会演变成社会问题。很多社会问题都与人们的越轨行为有关。成为社会问题的越轨行为如果其根源来自社会，而且与躯体和心理健康相关，就构成了“社会病”。不是所有的社会问题都可以称作是“社会病”，也不是所有的社会问题都与个人行为越轨有关。

二、特征

（一）社会病必须具有公共性

这一点将社会病与个人行为区别开来，在一个社区中，如果只有个别人酗酒，且没有严重影响社会其他成员的生活时，我们可以分析其个人的生理和心理状态，或者还需分析其家庭关系，来了解酗酒的原因。但是，如果这个社区有相当比例的成年人经常喝得醉醺醺，引起家庭暴力、危险驾驶，消耗大量医疗资源，那就不得不对这个社区的政治、经济和社会体制进行分析了。

（二）社会病产生的根源非常复杂

社会病与个人行为有着密切的联系，但引起社会病最主要的、决定性原因不是个人行为因素，而是社会因素。例如，青少年犯罪可能与学校教育、家庭教育方法、家庭不和睦等因素有关。

（三）社会病对社会具有严重的危害性

这种危害性可以表现为破坏社会稳定、阻碍社会经济的发展，也可表现为对社会生活质量的直接影响。从社会医学的角度看，随着人类健康状况的转变，在全世界范围内，社会病对人群健康状况的影响越来越重要。例如，自杀作为一种社会病，已经成为全世界前 10 位的死亡原因之一，在我国已经成为第 5 位的死亡原因，在 15 ~ 34 岁年龄组，自杀是第 1 位死亡原因。又如，近年来我国酗酒行为的增加是导致交通事故增加的主要原因之一。

（四）社会病的防治需要全社会的努力

包括改变不合适的社会公共政策，建立健康的社会文化等。目前，我国采取了一系列强有力的社会措施，较好地解决了卖淫、吸毒等问题，就很好地说明了这一点。

（五）社会病既是社会问题，也是健康问题或公共卫生问题

一方面是因为社会病会直接或间接地影响人群健康，而另一方面，社会病是导致其他健康问题的重要根源，需要从医学领域特别是公共卫生的角度进行干预。

三、防治措施

社会病一般须采用社会性防治措施才能加以控制。社会病防治是社会医学的基本任务之一，即运用社会医学的研究方法，探讨社会致病因子与社会病发生、发展、转归之间的关系，为预防社会病提供有效的依据。

（一）积极开展全民健康教育

1. 充分发挥大众传播媒介、各级健康教育部门和各级卫生部门的作用 通过电视、广播、报纸等进行各种社会病的防治知识宣传和健康教育，如艾滋病的传播方式与性行为教育、交通安全知识、心理卫生知识等。

2. 提倡广大群众建立健康的生活方式、培养良好的生活习惯 合理膳食、适量运动、戒烟限酒、心理平衡是健康的“四大基石”。

（二）加强对社会病的社会控制

1. 卫生立法 如血液制品管理法规、药品管理法、传染病管理条例、交通安全法规等。

2. 社会支持 社会舆论、社会保险、医疗保健、团体照顾、邻里相助、友谊等。

3. 社会规范 文化信念、社会道德及风俗习惯。

（三）充分发挥家庭的作用

父母应起表率作用，塑造良好的家庭环境，家庭成员之间互相关心、爱护，培养子女的社会道德感和责任感等。

（四）建立社会病的咨询与治疗机构，进行危机干预

如建立戒烟诊所、戒毒所、戒赌所、心理咨询机构等。

第二节 自杀行为

一、概念与分类

（一）自杀的概念

自杀是指个人在意识清楚的情况下，自愿地（而不是被迫）采取手段结束自己生命的行为。与自杀相关的有自伤或遂意自伤、类自杀、自杀姿势等类似的术语，指在个人意识清楚的情况下，自愿地采取自我致伤、致残的行为，但完全没有结束自己生命的主观意愿。

（二）自杀的分类

1. 自杀意念 基本特征是有明确的结束自己生命的意愿，但没有付诸任何导致结束生命的实际行动。

2. 自杀计划 基本特征是在自杀意念的基础上，形成了如何结束自己生命的计划，但没有进行任何实际的准备，更没有采取任何实际的行动。

3. 自杀准备 基本特征是在自杀意念和自杀计划的基础上，做了自杀行动的准备，但没有采取导致结束生命的行动。

4. 自杀未遂 基本特征是在自杀意念的基础上，采取了结束自己生命的行动，但该行动没有直接导致死亡的结局。

5. 自杀死亡 基本特征是在自杀意念的基础上，采取了结束自己生命的行动，该行动直接导致了死亡的结局。

二、社会根源

（一）精神应激

精神应激往往是自杀行为的直接原因或诱因。当出现丧偶、家庭关系婚姻破裂、失业、人际关系恶

化、名誉和地位受到损害、政治迫害、天灾人祸等重大负性事件时，自杀者会产生极端情绪，进而出现精神应激，就容易在盲目和冲动之下采取自杀的行为来进行应对。

（二）社会关系

1. 利己性自杀 个体丧失了密切的社会联系，感到孤独、苦闷，为了摆脱痛苦，逃避现实，实现精神再生。

2. 利他性自杀 个体为团体或他人的利益而牺牲自己。

3. 失范性自杀 在社会重大变革与政治动荡中，个体感到无所适从，失去了一般的道德、行为规范而出现精神颓废，感到理想破灭、失望、心灰意冷。

4. 宿命性自杀 由于集体力量对个人的超强控制以及个人无法忍受和抗拒的规则的重压所造成。

（三）社会文化

社会文化会对自杀行为产生的影响是长期而深远的。宗教信仰和风俗习惯会使自杀者产生特定的自杀动机，比如日本的武士道精神认为剖腹自杀是一种勇敢的赎罪行为。社会发展带来的文化变迁和价值观念的转变，使自杀者产生巨大的冲击，也会增加自杀的可能性。

（四）自杀手段的可及性

研究表明，自杀行为和手段的可获得性密切相关。在我国的农村，有毒化学物质如农药、老鼠药等触手可及，再加上农村地区较为偏远、交通不便，医疗卫生服务的可及性相对较弱，对自杀者的抢救不够及时，造成农村地区的自杀率较高。

三、预防与控制

1. 提高人群的心理健康素质 普及心理健康知识，提高公众心理健康水平，宣传减轻心理应激负面影响的具体方法，对扩大社会支持系统的活动进行鼓励。

2. 减少自杀的机会 管理好农药、枪支、危险药品和其他危险品等，加强精神药品的管理，加强对自杀多发场所的管理等。

3. 建立预防自杀的专门机构 开设心理危机干预门诊和网络电话服务，面向自杀高危群体提供专业的服务。

4. 对医务工作者和心理咨询工作者进行培训 建立自杀急救应急队伍，提高对自杀者的急救水平，降低死亡率，并进行及时的心理治疗和后续随访，预防再次自杀。

5. 引导媒体正确报道 指导各类媒体以负责任和恰当的方式报道自杀事件，避免对受众造成不良影响等。

第三节　成瘾行为

一、概念与分类

（一）成瘾行为的概念

成瘾的概念来自药物成瘾，WHO 专家委员会的相关定义是：药物依赖是药物与机体相互作用所造成的一种精神状态，有时也包括身体状态。它表现出一种强迫性连续定期用该药的行为和其他反应，目的是要去感受它的精神效应，或是为了避免由于断药所引起的不舒适。现在成瘾的内涵已经涵盖了物质

（药物）成瘾和行为成瘾。

成瘾行为是一种额外的超乎寻常的嗜好和习惯性，这种嗜好和习惯性是通过刺激中枢神经而造成兴奋或愉快感而形成的。

（二）成瘾行为的分类

成瘾行为分为物质成瘾和精神行为成瘾。

1. 药物成瘾 包括处方药滥用成瘾（如止咳药、曲马多、复方甘草片、复方地芬诺酯）、阿片类药物成瘾（如吗啡、哌替啶、美沙酮、丁丙诺非等）、安眠药成瘾（如地西泮、艾司唑仑、三唑仑、阿普唑仑）等。

2. 毒品成瘾 包括新型毒品成瘾（如 K 粉、摇头丸、冰毒、麻古、五仔等）和传统毒品成瘾（如海洛因、黄皮、大麻）等。

3. 其他物质成瘾 如酒精成瘾、烟瘾等。

4. 精神行为成瘾 如电子游戏成瘾、网络成瘾等行为。

世界精神病学界普遍认为，成瘾性疾病尤其是毒品成瘾是一种慢性复发性脑疾病。国内成瘾医学和心理学专家何日辉提出，成瘾不仅是一类躯体疾病，更是一种心理疾病。这样就将成瘾性问题从道德角度的对待转为从医学和心理学角度看待患者，这一转换具有相当重大的意义。

二、吸毒

（一）吸毒的概念

通常所说的吸毒是指通过各种途径（包括吸食、注射等）使用能够影响人的精神状况，但为法律所禁止拥有和使用的化学物质的行为。

（二）吸毒的社会根源

1. 毒品的可获得性 在一些西方国家，大麻、海洛因等毒品的贩卖和流通是合法的，这就为毒品成瘾行为创造了机会。同时，许多人对毒品的危害性认识不足，认为吸毒可以减肥、治病、提神解困、增加创作灵感等，错误地将毒品和香烟、酒精等混为一谈，结果一吸食而致终不可收。

2. 同伴影响和团伙压力 在日常生活中，人们的行为较多地受到与其关系密切者的影响，尤其是心智尚未成熟的青少年，这种伙伴影响的力量可能会远远超过老师和父母。如果某位青少年的很多同伴吸毒，或者他所处的团体和组织都在吸毒，出于从众心理，他很快就会开始吸毒。大多数吸毒者第一次获得毒品是从朋友处获得的，很多吸毒者都有拉新手吸毒的经历。

3. 成长环境的影响 吸毒者处于单亲家庭、父母犯法坐牢、留守儿童等家庭失衡的状态，加上父母疏于管教，常常感到孤独、失落、郁闷，就会错误地选择毒品作为“精神寄托”。另外，父母或亲属有吸毒史的儿童和青少年也更容易沾染毒品。

4. 社会文化对毒品的容忍程度 国家和社会对毒品的不反对、不限制、不禁止等会形成容忍，甚至是倡导毒品的社会文化。例如，泰国最近宣布大麻合法化，希望与之相关的贸易行为能够促进该国农业和旅游业的发展，将会形成该国人民娱乐性吸食大麻的社会文化。

（三）吸毒的预防与控制

1. 一级预防 针对易染人群特别是青少年和其他易染人群进行吸毒相关的健康教育，通过各种媒介宣传吸毒的危害和严重后果的教育，让大家了解吸毒的危害，主动地避开毒品，以减少吸毒现象的发生。

2. 二级预防 主要是对已经处于吸毒初期阶段但还未产生依赖性的人群，有针对性地进行加强教育。他们的生活及行为模式已偏向于药物滥用和依赖，这些人很快就会发展成为瘾者。该期的预防主要是通过提高他们对吸毒的认识和戒毒的信心，通过心理咨询和专业服务机构，进行早期发现、早期治疗、早期控制，以制止他们进一步发展为成瘾者。

3. 三级预防 三级预防的对象是成瘾者，他们对毒品产生了强烈的精神和躯体依赖性，即已成瘾。对这些人群必须进行有组织的脱瘾治疗和康复，以帮助他们摆脱对药物的依赖，恢复正常的心理社会功能，早日重返社会。

三、网络成瘾

（一）网络成瘾的概念

网络成瘾又称因特网性心理障碍（Internet addictive disorder，IAD），临床上是指由于患者对互联网络过度依赖而导致的一组心理异常症状以及伴随的一组生理性不适。

网络成瘾是一种以不自主地长期强迫性使用网络为主要表现的现象。网络成瘾者表现为对使用网络产生强烈欲望，突然停止或减少使用时出现烦躁、注意力不集中、睡眠障碍等。网络成瘾者由于过度使用因特网而导致心理、社会功能受损，严重影响到网民正常的学习、工作、生活，甚至影响到整个家庭，乃至整个社会的生存和发展。

按照《网络成瘾诊断标准》，网络成瘾分为网络游戏成瘾、网络色情成瘾、网络关系成瘾、网络信息成瘾、网络交易成瘾 5 类。

知识扩展

网络成瘾测评问卷

美国精神疾病学家 Kimberly Young 认为，病态赌博的诊断标准最接近网络过度使用的病理特征，经过修订，形成网络成瘾测评问卷。该问卷有 8 个题项，在每天上网超过 4 小时的前提下，如果下面 8 个问题的回答是肯定回答，可以诊断为网络成瘾。

1. 你是否着迷于互联网？
2. 为了达到满意你是否感觉需要延长上网时间？
3. 你是否经常不能控制自己上网或停止使用互联网？
4. 停止使用互联网的时候你是否感觉烦躁不安？
5. 每次在网上的时间是否比自己打算的要长？
6. 你的人际关系、工作、教育或者职业机会是否因为上网而受到影响？
7. 你是否对家庭成员、医生或其他人隐瞒了你对互联网着迷的程度？
8. 你是否把互联网当成了一种逃避问题或释放焦虑、不安情绪的方式？

（二）网络成瘾的社会根源

1. 外因 即社会环境和家庭教育。社会环境包括网吧的出现、网络游戏的流行等；家庭教育包括家庭环境和教育方式，家长忙于工作而疏于对子女的管理，导致他们对网络产生依赖等。但是，这些外因只是被动因素，是形成网瘾的诱因。

2. 内因 是网瘾的真正原因，包括网瘾患者的满足感缺失、独特的生理人格。例如，大部分网瘾患者出现学业失败或工作受挫，从而导致心理空虚、缺乏自信，为满足自己的内心，通常会选择逃避，最容易在虚拟的网络世界中重新找到失去的自我和可以满足的成就感，这就是典型的满足感缺失。

（三）网络成瘾的预防与控制

1. 认知疗法 家长和网瘾的孩子要像朋友一样协商，不要说教，互相尊重，让其明确网瘾的不良影响，比如荒废学业、损伤身心健康等，使网瘾患者内心对于成瘾行为有较为本质的认识，慢慢戒除。

2. 系统脱敏疗法 家庭成员与网瘾患者协商制定计划，在一定时期内逐步减少上网时间，最终达到偶尔上网或不上网。

3. 代替疗法 网瘾患者在现实生活中需要充实的精神生活和娱乐，可以一起寻找其他的爱好替代网络，比如游泳、打球、登山、旅游等户外运动。

4. 药物治疗 有一部分人行为难以控制，带有冲动控制或者强迫色彩，需要在专业医师的指导下配合药物治疗。医学界用于治疗网瘾的药物主要为抗抑郁药和情绪稳定药这两大类。对于已出现心理障碍、精神症状及人格改变等严重的网瘾患者，必要时需要住院治疗。

第四节　非故意伤害

一、概念与分类

（一）非故意伤害的概念

伤害是指急性暴露于物理能量如机械能、热能、电能、化学能和电离辐射，这些能量与机体发生作用时超过了机体的耐受水平而造成的组织损伤和由于窒引起的缺氧以及由此引起的心理损伤的统称。

非故意伤害又称意外伤害，是指突然发生的各种事件或事故对人体所造成的损伤。国际疾病分类已将意外伤害单列为一类，包括交通事故、窒息、溺水、触电、自杀、中毒、暴力等大类。

（二）非故意伤害的分类

1. 按国际疾病分类法分 《疾病及有关健康问题的国际统计分类》（ICD－10）将意外伤害分为10类，分别为交通伤害、跌伤、溺水、烫伤、意外窒息、急性中毒、砸伤（死）、自杀、他杀、其他意外（医疗事故、过劳致死，地震、洪水、雷击等自然灾害所致等）。

2. 按发生原因划分 通常分为交通事故、中毒、跌落、碰伤、烧烫伤、溺水、窒息、自杀、他杀等。

3. 按发生场所划分 通常分为家庭意外伤害，如在家中发生的磕碰伤、刀割伤、烫伤、触电、砸伤、窒息、误食药物、煤气中毒、动物咬伤等；学校意外伤害，如在室内、室外等教学活动中发生的摔伤、跌伤、烫伤、咬伤、运动器械致伤、尖锐物体戳伤、儿童走失或被他人接走等；公共场所意外伤害，包括在公共场所发生的摔伤、交通意外、溺水等。

二、社会根源

1. 生活方式的转变 社会经济的发展和科学技术的进步改变了人们的生活方式，家用电器的普及、城市建筑的高层化、交通工具的改变和更新，都大大增加了意外伤害的可能性。

2. 对意外伤害不够重视 学龄前儿童是意外伤害的高发人群，需要对其进行针对性的安全教育，如遵守交通规则、不单独外出玩耍、不到厨房接触危险物品等。同时也要对儿童的家长加强安全教育，宣传儿童意外伤害的防范措施，提高家长的重视。

3. 安全意识不足 大部分意外伤害的发生是由于受害者的安全意识不够导致的。如在停电时未切断电源修理线路，因不久恢复供电而触电身亡。另有一些事故虽是可以预见到的，但在客观上无法抗拒或在技术上不能采取措施避免的事故，如楼房失火被封住门口和走道，迫不得已从窗口跳下，摔成重伤等。

三、预防与控制

非故意伤害虽然是外来原因引起的，具有非预见性和突然性，但也可以通过一些措施进行干预和控制。

（一）“四 E”干预理论

1. 工程干预（engineering intervention） 即通过工程设计来改变能量的传递和人的环境，以减少和消除伤害发生的危险。

2. 经济干预（economic intervention） 即通过经济鼓励或惩罚手段来影响人们的行为。

3. 强制干预（enforcement intervention） 即国家通过法律及法规等强制性措施来对伤害的危险行为进行干预。

4. 教育干预（educational intervention） 即通过健康教育及普及安全知识来影响人们的行为。

（二）三级预防

1. 一级预防 主要是预防非故意伤害的发生，包括：针对全人群如社区居民、公司职工、学校师生，开展意外伤害预防的健康教育；针对意外伤害的高危险人群，有针对性地开展伤害预防的教育与培训。

2. 二级预防 主要是院前急救与医院治疗，在意外伤害刚刚发生的时刻，对受伤者进行及时的抢救和治疗，最大限度地降低损伤和严重程度，防止死亡。

3. 三级预防 主要是社区康复。伤害发生后，最大限度地控制伤害的结果，防止致残和精神障碍，争取早日康复。

第五节　与性行为相关的社会病

一、概述

（一）与性行为相关社会病的概念

与性行为相关的社会病是指不符合社会道德和法律规范的性行为导致的健康和社会问题。

（二）与性行为相关社会病的分类

1. 各类与性行为相关违法犯罪行为 如强奸、卖淫嫖娼、制造和传播色情物品等。

2. 不安全性行为导致的各类问题 如性传播疾病、艾滋病、意外妊娠特别是青少年妊娠等。

3. 与性禁锢相关的各类问题 如对人性的摧残、性无知导致的各种问题等。

（三）与性行为相关社会病的社会根源

1. 性禁锢 主要表现为对性的掩饰、性神秘化、对性行为的道德和法律约束等。性禁锢会形成性无知，摧残人性，影响身心健康。

2. 性放纵 主要表现为卖淫、嫖娼、群交、乱伦等。性放纵不仅会破坏家庭和谐，影响社会稳定，还会造成青少年妊娠，传播性传播疾病。

3. 人口流动 流动人口远离家乡后，受到生活方式和交往范围等因素碰撞的冲击，性爱观也开始在这种碰撞中发生着变化，既出现了退化，又构建着较为开放的性爱观体系，表现出混乱的性爱观。加上流动人口的性知识极其匮乏，容易产生各种与性相关的社会病。

4. 医疗条件 部分地区的医疗条件相对较差，医疗卫生服务不能满足群众的需求，例如乡镇卫生院缺乏治疗性传播疾病的专业医务人员和医疗物资，延误了治疗的最佳时机，造成了更为严重的后果。

二、性传播疾病

（一）性传播疾病的概念

性传播疾病（sexually transmitted diseases，STDs）是主要由性行为接触或类似性行为接触为主要传播途径的一组疾病，主要病变发生在生殖器部位。

近10余年性传播疾病谱增宽，被列入性传播的病种已多达20余种。我国要求重点防治的八种性传播疾病是梅毒、淋病、软下疳、性病性淋巴肉芽肿、生殖道沙眼衣原体感染、尖锐湿疣、生殖器疱疹、艾滋病。

（二）性传播疾病的病因

性传播疾病的传播途径主要有性行为传播、间接接触传播、血源性传播、母婴传播和医源性传播。性传播疾病的病原体主要包括以下几个方面。

1. 衣原体 沙眼衣原体可引起非淋菌性尿道炎、宫颈炎、输卵管炎、新生儿结膜炎、肺炎、不育症和反应性关节炎。

2. 支原体 其中，解脲支原体是非淋菌性尿道炎的主要病因。

3. 细菌 多种细菌可经性行为而传播，主要有淋病双球菌、肠道杆菌、布氏杆菌。

4. 真菌 其中，白色念珠菌可引起生殖器念珠菌病。

5. 螺旋体 其中，苍白螺旋体是梅毒的病原体。

6. 原虫 其中，阴道毛滴虫可致生殖器滴虫病。

7. 寄生虫 其中，疥虫可导致疥疮，阴虱可导致阴虱病。

（三）性传播疾病的预防与控制

1. 倡导健康的性观念和安全的性行为 树立正确的性观念，采取安全的性行为，正确使用避孕套。

2. 广泛宣传性传播疾病防治知识 采取适当的形式，向广大群众普及性传播疾病的危害和防治措施，进行健康教育和知识宣讲。

3. 加强对性传播疾病的监测 建立全国性病监测信息报告和反馈制度，建设全国覆盖高危人群和重点人群的、分布合理的性病监测网络。各级卫生行政部门要定期对当地性病监测工作进行监督和考核，切实加强性病监测工作的管理。

4. 对性传播疾病高危人群进行有针对性的预防工作 对高危人群及可疑患者进行追访，力争早发现、早诊断和早治疗，防止进一步传染给周围健康人群形成二代传染。

三、青少年妊娠

（一）青少年妊娠的概念

青少年妊娠可以定义为法定结婚年龄以前发生的所有妊娠现象，包括有意怀孕和意外怀孕。妊娠和分娩期间的并发症是全球15～19岁少女死亡的第二大原因，防止青少年妊娠是家庭、学校、社会的共同责任。

（二）青少年妊娠的社会根源

1. 性知识缺乏 父母对于性闭口不谈，学校也缺乏系统、规范的性教育，使得未成年人只能从同伴、书籍、网络等途径了解性知识，往往会获得片面的、错误的性知识和性观念。

2. 家庭因素 部分未成年人受骗上当，产生不健康的性行为而导致怀孕。部分未成年人因心理上寻求关爱和慰藉，加上缺乏正确的引导，易导致怀孕。

3. 社会文化因素 部分地区由于观念落后、文化程度低，有早婚传统。未成年人未到法定结婚年龄，却过早结婚和生育后代，对他们的身心健康都有所损害。

（三）青少年妊娠的预防与控制

1. 提高全民族的文化教育水平 教育是预防过早怀孕的主要保护性因素，学龄越长，过早怀孕的情况就越少。

2. 要在全社会形成健康的性观念和性道德 广大群众要有正确的、健康的道德观念，在符合法律和道德的范围内进行性行为，讲究性卫生，有意识地防止性病的发生和扩散。

3. 打破性禁锢，推动针对青少年的性健康教育 父母、学校和社会不能对青少年进行性禁锢，要及早进行性教育，让青少年获得正确的性知识，养成健康的性观念。

4. 加大对怀孕青少年的帮助力度 在尊重未成年人的权益和隐私的前提下，政府相关部门和医疗机构要更加关注怀孕的青少年，为她们提供及时的医学救助和社会支持。

第六节　精神障碍

一、概念与分类

（一）精神障碍的概念

精神障碍是指在各种生物学、心理学以及社会环境因素影响下，造成中枢神经系统功能失调，进而导致以认知、情感、意志和行为等各种精神活动异常为主要临床表现的一类疾病的总称。

精神病特指具有幻觉、妄想或明显的精神运动兴奋或抑制等精神病性症状的精神障碍，最典型的有精神分裂症、偏执性精神病、重性躁狂症和抑郁症。因此精神病只是精神障碍中的一小部分。

（二）精神障碍的分类

WHO《疾病及相关健康问题的国际统计分类》（ICD－10）将精神障碍分为十大类。

1. 器质性与症状性精神障碍 例如生活当中经常遇到脑梗死之后出现的精神问题。

2. 精神活性物质所致的精神和行为障碍 例如吸毒、酗酒之后所致的精神障碍。

3. 精神分裂症、分裂型障碍和妄想性障碍 是重性精神疾病当中以精神分裂症谱系为主的一类疾病。

4. 心境（情感）障碍 也叫情感性精神障碍，包括抑郁症、躁狂和双相障碍。

5. 神经症性、应激相关的及躯体形式障碍

6. 伴有生理紊乱及躯体因素的行为障碍 如进食障碍。

7. 成人人格与行为障碍 如人格分裂症。

8. 精神发育迟滞 如智力发育迟缓、智力低下。

9. 心理发育障碍

10. 通常起病于儿童与青少年期的行为与情绪障碍 可能将来会延伸到成年时期。

二、社会根源

从社会医学的角度讲，人类所有的疾病都有其社会根源。与其他疾病比较，精神障碍的发生、发展及转归与社会因素有着更为密切的联系。

（一）社会文化因素

1. 文化信念的影响 不同的文化背景会产生不统一的社会规范，因此，对同一行为表现，不同的文化可能会做出完全相反的判断。例如，附体、着魔、通灵、与神对话等现象，在现代社会中会被看作妄想、幻觉之类的症状，成为诊断精神疾病的重要依据；而在笃信宗教的人群中或在某些传统社会中，这些完全是可以接受的，是他们宗教观念体系中一个不可缺少的部分。

2. 社会发展的影响 一般说来，在经济收入低、社会发展落后的人群中，一些轻微的情绪和躯体障碍算不上是“疾病”，而在生活较为富裕、社会发展水平较高的社会中，则会被认为是需要治疗的疾病表现。典型的例子是，老年期大脑退行性变化所导致的人格改变和认知能力下降，曾长期被认为是生命周期的正常表现，而现在则越来越多地认为属于精神不正常范畴。

3. 医学化的影响 精神卫生服务行业受到产业利益的驱使，是社会和行为问题医学化的重要原因之一。例如，由于精神疾病流行学使用新的、不那么严格的诊断标准，被发现的抑郁症、焦虑症患者不断增加，这些研究结果被大众传媒广泛宣传，导致越来越多的人希望通过治疗来缓解自己的抑郁和焦虑情绪。从这个角度上看，医学化倾向也是导致现代精神疾病诊断增加的重要原因。

（二）社会结构因素

社会结构是指社会整体的构成要素以及他们之间相对稳定的关系。对各社会群体之间精神障碍分布不同的原因，目前倾向用多元的理论来进行阐释。

1. 不同群体对应激的耐受性存在差异 影响耐受性或易感性的因素主要有生活经历、躯体和心理素质、应付方式、经济状况和社会支持等方面，其中社会支持受到了特别的重视。

2. 社会分层与社会流动的影响 例如，在解释社会阶层与精神疾病的关系时，有学者提出，在较开放的社会中，个人素质较低的个体总是倾向于流向较低的社会阶层，而个人素质较高的个体则倾向于向高社会阶层流动，其结果必然是低阶层群体的精神疾病患病率较高。

3. 不同社会结构群体对精神卫生服务的利用不同 一方面，处于劣势的群体由于对自己的精神健康状况缺乏必要的了解；另一方面，由于受到资源的限制，较少利用或难以利用精神卫生服务，导致失去疾病治疗的时机，使病程迁延，导致整个群体的精神疾病患病率较高。而处于优势的群体的情况则正好相反。

（三）社会动荡

由于政治、经济和军事等因素造成的社会结构、组织和价值观念、生活状态的急骤变化，会直接对人的精神健康产生不良影响。例如，经济激烈震荡、战争以及重大自然灾害等导致原有社会结构被破坏，财产损失与亲人伤亡、失去人身自由、经历痛苦场面等精神应激的增加，被动移民或难民面对新的经济困难、价值观念冲突等带来的不安全感和适应性焦虑，这些因素都可直接引起精神健康的损害。

（四）文化源性应激

人类学研究表明，某些文化信仰、价值观和惯例可能增加对个体的刺激数量，由此导致的应激可以看作是文化源性的。例如，现代社会的“先进”“英雄”，以及“罪犯”等积极或消极的标签，往往给当事人带来巨大压力，引起精神紧张，甚至致病。

（五）对精神障碍患者的歧视

社会歧视是导致精神障碍慢性化的一个重要原因。对精神障碍患者的歧视主要有以下表现：不尊重精神患者的人格，剥压精神障碍患者的基本权利将精神障碍裁定为非道德的行为而加以歧视和谴责，对精神障碍患者进行社会隔离等。社会歧视使精神障碍患者感到自己是社会的异类，是社会的负担和包袱，因而形成巨大的心理压力。精神障碍治愈后，社会大众仍存在对精神障碍患者的刻板印象，不合理地否定他们的工作能力和社会功能。

三、预防与控制

（一）一级预防

通过消除或减少病因或致病因素来防止或减少精神障碍的发生，属于最积极、最主动的预防措施。

1. 增进精神健康的保健工作 充分加强精神卫生知识的普及和宣教，及时提供正确的心理咨询服务，提高人们对精神健康的自我保健，是减少与各种应激因素有关的心理障碍发生的有效途径。

2. 加强遗传筛查 防止近亲结婚，降低精神障碍发生率。

3. 对高危人群采取特殊的心理干预措施 向高危人群提供心理宣泄的途径，预防和减少精神障碍的出现。

4. 定期进行精神障碍的流行病学调查 研究精神障碍在人群的发生率、发病规律、影响因素和分布情况，为相关部门制订规划、进行决策，从宏观上预防精神障碍的发生提供依据。

（二）二级预防

重点是早期发现、早期诊断、早期治疗，并争取疾病缓解后有良好的预后，防止复发。

1. 积极向群众宣传精神障碍的有关知识 提高人们早期识别精神障碍的能力，尽早发现精神异常者。同时，要改善人们对精神障碍以及精神疾病患者的偏见，及时就医，把疾病控制在萌芽状态。

2. 对确认或可疑的精神障碍者进行随访 指导患者及家属及时就诊，积极治疗，争取使疾病达到完全缓解。同时，积极进行随访与巩固治疗，减少复燃和复发。

3. 设立专门的科室和机构 在综合医院内设立精神科和心理咨询科，做好会诊、联络和咨询及培训工作，帮助非精神科医师早期发现、早期治疗精神障碍患者。

（三）三级预防

旨在最大限度地促进患者社会功能的恢复，减少功能残疾，延缓疾病衰退的进程，提高患者的生活质量。

1. 积极寻求政府的支持 政府卫生部门要加强对精神疾患的重视和支持，联合相关部门构建精神障碍防治康复体系，为减少精神残疾、提高精神障碍患者的生活质量和生活保障提供帮助。

2. 对患者进行多种形式的心理治疗和康复训练 让患者正确认识疾患，正确应对现实生活中的各种心理社会问题和矛盾。同时，督促患者按时按量服药，防止疾病恶化，努力减少残疾，使患者最大限度地恢复心理和社会功能。

3. 建立健全康复训练所需的配套设施 建立各种工娱治疗站、作业站、娱乐站，为患者进行康复训练提供保障，同时进行健康教育和疾病咨询，使患者早日恢复家庭生活和社会功能。

4. 做好出院患者的定期随访工作 使患者能够接受及时而有针对性的医疗指导和服务。调整出院患者的生活环境，动员家庭成员支持和参与患者的康复活动，指导家庭成员为患者制订生活计划，努力解决患者的心理健康问题和日常生活中的实际困难。

5. 关心和满足精神障碍患者的合理要求 重视心理、社会环境对疾病预后、复发的影响。妥善解决精神障碍患者及精神残疾者恢复工作或重新就业，对支持其心理状态与投身于社会大环境接受锻炼有着相当重要的作用。

表 10－1 2008 年全球部分区域人群的受教育水平和健康水平

区域	成人识字率（%）	总和生育率（1／每名妇女）	平均期望寿命（年）	新生儿死亡率（‰）
非洲	63	4.9	53	40
美洲	91	2.2	76	9
东南亚	71	2.6	65	34
欧洲	98	1.6	75	7
东地中海	66	3.4	65	35
西太平洋	93	1.8	75	11

练习题

答案解析

1. 简述自杀行为的防控措施。
2. 简述吸毒的预防与控制。
3. 简述非故意伤害的干预理论。
4. 简述性传播疾病的防治措施。
5. 简述精神障碍的社会根源。

（马　赫）

书网融合……

本章小结　　微课　　题库

第十一章　实训项目

实训一　问卷调查

一、实训目标

调查研究是社会医学最主要的研究方法，问卷是定量调查中用于收集资料的重要测量工具。通过本实训的学习与讨论，使学生掌握问卷的一般结构，了解问卷设计的原则、问题及答案的设计方法，以提升学生在今后工作中的实践技能。

二、案例分析

全国卫生服务调查是全面了解居民健康、卫生服务需求及利用等方面情况的综合性调查，是国家卫生健康统计调查的重要组成部分。全国卫生服务调查始于 1993 年，每 5 年开展一次。2018 年开展了全国第六次卫生服务调查。

调查的目的是通过了解群众健康状况、卫生服务需求及利用水平特征、医疗保障制度的覆盖人群和保障水平、群众就医费用、经济负担及就医感受等，为推动实施健康中国战略、深化医药卫生体制改革提供数据支持。本调查是全国性的抽样调查，抽样方法是多阶段分层整群随机抽样。调查样本覆盖全国 31 个省份，涉及 156 个县（市、区）780 个乡镇（街道）、1560 个村（居委会）。家庭健康调查抽样单位是户，在每个样本村（居委会）中随机抽取 60 户，全国共抽取 93600 户（约 30 万人口）。调查对象为被抽中住户的实际成员。

问题一：社会医学的研究多采用抽样调查，抽样的方法分为哪几类？

1. 概率抽样　概率抽样中每个对象被抽中的概率是已知的。概率抽样的方法有多种，常用的有单纯随机抽样、分层抽样、系统抽样、整群抽样等。一般情况下，应该用概率抽样的方法获取样本，以便通过统计学分析方法用样本结果推论总体。

在大型流行病学调查中，经常运用多阶段抽样，将整个抽样过程分为若干个阶段进行。本案例是全国性的抽样调查，因此采用多阶段分层整群抽样方法。分层指的是按照地理位置分层抽取市或县，然后再在抽中的市县区内部按照经济或地区进一步抽取乡镇；整群指的是将整群作为最小的抽样单位。

2. 非概率抽样　非概率抽样中研究对象被抽中的概率是未知的。非概率抽样是不遵循随机化原则的抽样，研究者以自己的方便或主观判断选择研究对象，这类抽样一般不能用样本推论总体，不能估计抽样误差的大小。在某些情况下，不需要将结果外推到样本范围以外或者并不知道总体的大小、范围，也就无法进行概率抽样，可以通过简便易行且成本较低的非概率抽样方法。

在定性研究中，非概率抽样是主要的抽样方法。常用的非概率抽样有方便抽样、立意抽样、雪球抽样、定额抽样等。

调查内容：本次调查以家庭健康调查为主，以医务人员和医疗卫生机构调查为辅。调查内容主要包括：城乡居民人口与社会经济学特征；城乡居民卫生服务需要，主要包括健康状况的自我评价、居民 2

周内患病、慢性病患病情况；城乡居民卫生服务需求与利用，主要包括疾病治疗、需求未满足程度及原因，居民利用基本公共卫生服务情况，门诊和住院服务利用类型、水平及费用，居民的就医满意度；城乡居民医疗保障，主要包括不同医疗保险制度的覆盖程度、补偿水平、居民对医疗保障制度的利用；妇女、儿童、老年人重点人群卫生健康服务利用情况等。

问题二：问卷调查的方式有哪些?

一般包括访谈法和自填法。

1. 访谈法 可以通过面对面访谈和电话访谈两种方式。面对面访谈比较灵活，由调查者对被调查者按照问卷条目逐项询问，根据其回答填写问卷，调查员在访谈过程中可以对题目进行必要的说明，解释问卷中容易引起误解或不理解的内容，并且可以在访谈中纠正和完善被访谈者对问题的回答，这种方法问卷回收率较高，能够防止其他人员对被调查者的影响。面对面访谈法的缺点在于需要组织和培训大量的调查员，当问卷中包含的问题较多时，比较耗费时间、人力和物力，而且面对面访谈的匿名保证较差，被调查者可能因此拒绝作答或不真实地回答。电话访谈法在一些商业调查中应用较多，比较节约人力和经费，但问卷完成率会比较低，一般适用于内容单一、问题简单的调查。

2. 自填法 是通过各种途径把问卷交给被调查者，由其独立填写问卷的方法。

本案例中的问卷调查是利用平板电脑开展面对面调查。调查员按照电子调查表项目，对调查户的所有成员逐一进行询问，离线填报电子调查表，调查指导员对每一户调查数据审核后，在线上报。利用平板电脑作为介质进行问卷调查，可以节省问卷录入的时间、人力和经费成本，而且能够有效的避免录入错误，是目前常用的问卷调查方式，但是这种调查方式一般需要调查员进行面对面调查。

问题三：问卷的一般结构是什么?

问卷一般包括封面信、指导语、问题及答案、编码等结构。

封面信通常位于问卷的最前面，向被调查者介绍调查者的身份、调查的目的和意义以及问卷所涉及的内容，以取得被调查者的信任和合作。指导语部分会对如何回答问题或选择答案做出明确的说明，对问卷中的一些概念或名词给出通俗的解释，指导语不一定出现在问卷中，在面对面访谈的形式中，指导语可以在调查员培训中进行解释和说明。编码是对问题和答案进行整理、分析时所做的标识。问题及答案是问卷的主体部分，是问卷调查的结果的来源，因此在问题与答案的设置中，需要注意其目的性、反向性和实用性。

本案例中由调查员入户进行面对面访谈，以《家庭健康调查表》为例，问卷包括封面信、问题及答案、编码，另外还有调查员签字和指导员签字处。

从问题的内容上来看，可以分为特征问题、行为问题和态度问题3类。在此问卷中，特征问题用来调查基本情况，包括家庭一般情况和被调查者个人的一般情况。家庭一般情况调查表的问题包括家庭人数、常住人口数，以及卫生医疗服务利用的一些情况，例如离您家最近的医疗卫生机构是什么，离您家最近的医疗卫生机构有多少公里，从您家到最近医疗卫生机构最快需要多少分钟，您家最主要的饮用水类型是什么，您家厕所类型是什么等问题。家庭成员个人情况的问题主要是年龄、性别、职业等社会人口学特征。家庭成员个人情况调查表的部分问题见表11－1，除此之外，个人情况调查表还对其健康行为、慢性病患病情况、2周内病伤、就诊情况等方面进行了调查。

表11－1 家庭成员个人情况调查表（部分示例）

序号	问题及答案
1	成员姓名：
2	身份证号：

续表

序号	问题及答案
3	成员与户主的关系： （1）户主本人　（2）配偶　（3）子女　（4）女婿/儿媳　（5）父母 （6）岳父母/公婆　（7）（外）祖父母　（8）（外）孙子女　（9）兄弟/姐妹　（10）其他
4	性别：（1）男　（2）女
5	出生年（4 位数，如 1998）
6	出生月（2 位数，如 07）
7	您的户口性质：（单选） （1）农业　（2）非农业　（3）现统一为居民，之前为农业 （4）现统一为居民，之前为非农业　（5）直接登记为居民户口　（6）无户口
8	您的文化程度：（在校学生回答在读情况，2012 年 9 月及以后出生、不满 6 周岁的儿童不需回答） （1）没上过学　（2）小学　（3）初中　（4）高中　（5）技工学校　（6）中专（中技）　（7）大专 （8）本科　（9）研究生
9	您的身高是多少（厘米）？
10	您的体重是多少（千克）？
11	您是否参加了以下医疗保险？ A. 城镇职工基本医疗保险　（1）是　（2）否 B. 城镇居民基本医疗保险　（1）是　（2）否 C. 新型农村合作医疗　（1）是　（2）否 D. 城乡居民基本医疗保险　（1）是　（2）否 E. 三保合一　（1）是　（2）否
12	您是否参加了其他社会医疗保障？（含公费医疗保险等）（1）是　（2）否
13	您的婚姻状况：（1）未婚　（2）已婚　（3）丧偶　（4）离婚　（5）其他未婚
14	您的就业状况：（1）在业（包括灵活就业）（2）离退休（3）在校学生（4）失业（5）无业
15	您的职业类型（询问在业和离退休人员）： （1）国家公务员　（2）专业技术人员　（3）职员　（4）企业管理人员　（5）工人 （6）农民　（7）现役军人　（8）自由职业者　（9）个体经营者　（10）其他

问题四：问卷中问题的设计包括哪几类？

根据问题是否预设答案，可以将问题分为开放式问题和封闭式问题。开放式问题不预设答案，让被调查者自由发挥，能够收集到生动的资料，甚至获得意外的发现，但要求被调查者有较高的知识水平和语言表达能力，能够给出切合题意并且能正确代表自己意思的答案，调查者需要花费较多的时间和精力，可能导致应答率比较低。封闭式问题在问卷设计中应用更广泛，列出答案供调查者选择，回答更容易，并且节省时间，对于文化程度较低的人群也相对友好，因此问卷的回收率较高。在整理和分析数据时，容易归类和比较。

问题五：问卷中问题的答案设置的形式有哪些？

本案例中家庭一般情况调查表与家庭成员个人情况调查表的问题均采用封闭式，其答案的设计有填空式、二项选择式、多项选择式、图表式等，分别针对不同特征的问题而设置。

1. 填空式　一些事实性的问题常用填空式。例如表 11－1 中的姓名、身份证号、身高和体重。

2. 二项选择式　对于“是”和“否”类型的答案，或者是两个互斥的答案，均用二项选择式。案例中的性别、是否参加了医疗保险就属于这一类别。但需要注意的是，如果在“是”和“否”的答案以外，还可能有其他情况，就不能仅设置二项选择式，否则就让被调查者无从作答。例如案例中在调查糖尿病患病情况时，设置了一道问题为“您目前（最近一次测量）空腹血糖是否正常？”对于该问题的答案就不能仅以“是”和“否”来设定，因为如果被调查者测量血糖的时间较为久远，或者不太清楚具体的测量结果，就无法回答，因此在设置答案时，采用了多项选择式，即是、否 、不知道，则变为多项选择式的答案。

3. 多项选择式 对于可能有多个答案的问题，就设置为多项选择，这种形式在问卷设计中应用最广。例如案例中对被调查者的吸烟情况进行询问，问题为：“您现在吸烟吗”？答案并不能仅设置为“是”和“否”，因为还存在曾经吸烟现在已经戒烟的情况，虽然不属于现在吸烟者，但是曾经暴露于烟草危害也是健康的影响因素之一，与从不吸烟者是有区别的，因此在设置答案时，应为多项选择式，答案为：吸烟、已戒烟、从不吸烟。

为了调查慢性病的卫生服务情况，案例中设置了“您最主要从下列哪类机构获得高血压随访服务?”的问题，根据我国的普遍情况、预调查的结果设置了如下答案：村卫生室/社区卫生服务站/诊所、乡镇卫生院/社区卫生服务中心、县及以上医疗卫生机构、健康管理机构、其他。在设置答案时，需要全面的考虑被调查者可能的回答，因此，在设置封闭式问题时，为了保证问题包括全部的答案，可以在主要答案后加上“其他”之类的答案，作为补充，避免出现被调查者无法选择真实的答案而随意填选，或是无奈只能选择不正确的答案。必要的时候，在“其他”后设置填空，让被调查者进行文字说明，这种形式也称为半开放半封闭式问题。

4. 图表式 一些表示程度、态度、意见等的问题可以用图表的方式列出答案。例如在调查身体功能的问题中，设置“如果 0 分是最差，100 分是最好，您给自己今天健康状况打几分?”的答案为图表式中的线性尺度形式（图 11－1）。以线的两端分别表示最差健康情况和最好健康情况，被调查者可以根据自己的实际情况或感觉在线上适当地方进行标记或选择，这种方式把答案变为连续型的得分，问卷的设计者不需要用词语来描述不同的健康状况程度，而是更直观的让被调查者进行“打分”，得到的数据时定量资料，也方便处理与分析。

```
|-----|-----|-----|-----|-----|-----|-----|-----|-----|-----|
0     10    20    30    40    50    60    70    80    90    100

最差健康状况                                        最好健康状况
```

图 11－1 线性尺度形式的答案设计

在问卷的设计时，需要避免一些常见的错误，例如多重含义、概念抽象、问题含糊不清等。

如果要询问对医疗机构的满意程度，问题如果设定为“您认为此次就诊机构环境及医护人员的态度如何?”在一个问题中询问了两个方面，就犯了多重含义的错误，因此，要将两个问题拆开设置，变为“您认为此次就诊机构的环境如何?”与“您认为此次就诊医护人员的态度如何?”。

概念抽象的问题主要是因为在问题或答案中使用了被调查者难以准确理解的专业术语，例如“您孩子纯母乳喂养到几个月?”对于纯母乳喂养，可能被调查者容易误读或不确定其真实含义，要解决这个问题，可以在问题中加以解释，或者用通俗明确的用语替代专业术语。本案例中，在问题中加了“指过去 24 小时内，孩子没有吃母乳以外的其他液体和食物”术语的相关解释。

问题含糊不清也是常见的错误，即问题真正要表达的意思不能被调查对象理解。例如“调查前两周内，您是否因为不舒服咨询过医生?”这个问题的本意是针对未去医院就诊的情况，通过其他的渠道获得医生诊断或建议，但是对于被调查者而言，可能会理解为去医院看医生也包含在内，因此应该用更明确的语言描述问题，本案例中，将渠道明确为通过网络进行咨询，因此题目设置为“调查前 2 周内，您是否因为不舒服通过网络（包括医院网站、App 等）咨询过医生?”这样能够明确易懂的表达出问题的真正含义。

三、课堂讨论

调查结果表明，我国一半以上的吸烟者在 20 岁以前就开始吸烟。青少年处在身心发育的重要时期，他们有比较强烈的好奇心，对吸烟建立的长期慢性危害的认识还不够，他们一旦开始吸烟，极易形成终身吸烟的陋习，对身体造成持续性危害。我国 2019 年的数据显示，高中学生尝试吸卷烟、现在吸卷烟以及现在使用电子烟的比例分别为 24.5%、8.6% 和 3.0%，均高于初中学生。其中，职业学校学生高于普通高中学生，分别为 30.3%、14.7% 和 4.5%。为了控制烟草危害，了解目前本地区青少年吸烟率及烟草流行的相关情况，分析青少年烟草流行的影响因素，提出有针对性的干预措施，以高中在校生为研究对象，开展本地区青少年烟草流行的问卷调查。

1. 如果你是本次调查问卷的设计者，将如何设计调查问卷？
2. 问卷的设计过程中，应该注意哪些问题？

实训二　健康危险因素评价

一、实训目标

健康危险因素评价是促进人们改变不良行为，降低危险因素，提高生命质量，进而提高人群的整体健康水平的技术方法。通过本实训的学习与讨论，使学生掌握健康危险因素评价的步骤，了解健康危险因素评价的方法，以提升学生在今后工作中的实践技能。

二、案例分析

王先生，男，42 岁，大学毕业后就在一家公司工作，已经工作了 17 年，成为公司的中层领导。王先生介绍说“我的工作比较繁忙，尤其是在担任中层领导之后，经常加班，忙起来就顾不上吃饭，而且由于有团队的业绩要求，工作压力很大，强度也大，所以经常吸烟来缓解压力和疲劳，有时候一天能吸 2 包烟。”最近体检时，被查出患有冠心病，其居住的社区把他纳入慢性病管理中，对其进行健康管理。社区医生张医生告诉王先生，冠心病及其并发症是可以预防的，首先需要了解王先生存在哪些健康危险因素，然后通过评价这些危险因素的危害程度，评估冠心病的危害及其他主要疾病的危害，再针对性地采取预防措施，比如调整行为和生活方式，达到预防疾病，增进健康的目标。

问题一：什么是健康危险因素？

健康危险因素指的是能使疾病或死亡发生的可能性增加的因素，或者是能使健康不良后果发生概率增加的因素，包括环境、生物、社会、经济、心理和行为等。一般来说，健康危险因素分为环境危险因素、心理及行为危险因素、生物遗传危险因素和医疗卫生服务中的危险因素。其中环境危险因素又分为社会环境危险因素和自然环境危险因素。

本案例中的王先生，根据其自述的情况，社区医生张医生发现他的心理、行为危险因素比较明确，例如工作压力大、吸烟、饮酒、饮食不规律的行为，都是造成他患冠心病的危险因素，也可能成为导致他患其他慢性病的危险因素。除此之外，社区医生还需要收集他其他方面的危险因素信息，对其进行健康危险因素评价。

问题二：个体健康危险因素评价的步骤是什么？

为了研究危险因素与慢性病发病与死亡之间的数量关系及其规律，需要进行健康危险因素评价。其基本思想是收集流行病学资料、人口的发病和死亡资料，运用数理统计学的方法，量化评定与人们健康相关的危险因素，估计个体患病或死亡的危险性，预测个体降低危险因素的潜在可能性，以及可能延长寿命的程度。评价的步骤如下。

1. 收集流行病学资料 收集当地的性别、年龄别和疾病分类的发病资料和死亡资料。可以通过死因登记、疾病监测信息系统、居民健康档案等途径获得，也可以通过回顾性调查获得。

2. 收集个体健康危险因素资料 收集评价对象的个人健康危险因素资料可以通过拟订调查表、体格检查等方式。表 11－2 为健康危险因素调查表的部分示例，对于评价对象，通常需要收集的危险因素包括五大类。①行为生活方式：吸烟、饮酒、体力活动等情况；②环境因素：经济收入、居住条件、工作环境等；③生物遗传因素：性别、年龄、身高、体重、家庭遗传病史等；④医疗卫生服务：是否定期进行健康检查等；⑤疾病史：个人的患病史、症状、体征以及相应的检查结果，还包括家庭疾病史，例如家庭中是否有人患糖尿病、冠心病或是否有人死于该疾病等。

表 11－2 健康危险因素调查表（部分示例）

序号	问题及答案
1	性别：(1) 男　(2) 女
2	年龄（实足岁）　岁
3	身高是多少（厘米）？
4	体重是多少（千克）？
5	您是否吸烟？ (1) 吸烟者　(2) 过去吸烟　(3) 不吸烟
6	您是否饮酒？ (1) 饮酒者　(2) 过去饮酒者（已戒酒）　(3) 不饮酒或 1 周少于 1 次
7	您的体育活动情况： (1) 很少或没有体育活动 (2) 偶然有体育活动 (3) 经常有体育活动，1 周在 3 次以上 注：在工作中从事体力活动和上下班骑车、走路也应考虑在内
8	你的双亲是在 60 岁以前死于心脏病的吗？ (1) 是，有 1 人　(2) 是，有 2 人　(3) 无　(4) 不详
9	你的父母兄弟姐妹有糖尿病吗？ (1) 有　(2) 无　(3) 不详
10	您自己有糖尿病吗？ (1) 有，未控制　(2) 有，已控制　(3) 无　(4) 不详

3. 将危险因素转换成危险分数 目前在进行危险分数转换时，多采用 Geller－Gesner 表（表 11－3）。该表分为男性和女性，每 5 岁为一个年龄组，可以根据评价对象的实际情况查表得出其相应的危险分数。如果某因素的测量值不能从表中查出，则可选用相邻测量值利用内插法计算危险分数。

本案例中的王先生，体格检查的结果胆固醇为 240mg/dl，用内插法计算危险分数的公式为：(240－220)／(280－240)＝(X－1.0)／(1.5－1.0)，得到 X＝1.25。

表 11－3 Geller－Gesner 危险分数转换表（男性 40～44 岁部分示例）

死亡原因	危险指标	测量值	危险分数
冠心病	胆固醇（mg/dl）	280	1.5
		220	1.0
		180	0.5

4. 计算组合危险分数 将每一项危险因素对某病死亡率的影响进行综合。当与死亡原因有关的危险因素只有一项时，组合危险分数等于该死因的危险分数；当与死亡原因有关的危险因素有多项时，将危险分数大于 1.0 的各项减去 1.0 后的差值分别相加，将小于或等于 1.0 的各项危险分数值作为相乘项

分别相乘，最后将相加项的和与相乘项的积相加，就得到该死因的组合危险分数。

5. 计算存在死亡危险 平均死亡率×组合危险分数=存在死亡危险。

6. 计算评价年龄 评价年龄是根据年龄与死亡概率之间的函数关系，具体的计算方法是将各种死亡原因的存在危险因素求和，得到总的死亡危险值，查健康评价年龄表，即可得出评价年龄值。

7. 计算增长年龄 根据本人存在的危险因素，医生针对性提出降低危险因素的建议。如评价对象遵照医嘱，采取这些建议如参加体育锻炼、戒烟、减少饮酒等。危险因素将减少，危险分数将相应下降，再根据新的危险分数按上述计算评价年龄，同理可以计算存在死亡危险，得出增长年龄。

8. 做出个体评价 分析实际年龄、评价年龄和增长年龄之间的关系，一般将个体分为四种类型。①健康型：评价年龄小于实际年龄，说明个体存在的危险因素低于平均水平，预期健康状况良好。②自创性危险因素型：评价年龄大于实际年龄，且评价年龄与增长年龄之差大于1岁。③难以改变的危险因素型：评价年龄大于实际年龄，但是评价年龄与增长年龄之差≤1岁。④一般性危险型：实际年龄接近评价年龄，评价年龄也与增长年龄接近。

三、课堂讨论

针对本案例中的王先生，利用表11-4的资料，按照上述计算方法，对其进行健康危险因素评价。

1. 计算组合危险分数、存在死亡危险，计算危险因素降低量等指标（列6~7，列10~12），合计行请计算存在死亡危险（列7）、新存在死亡危险（列11）。

2. 如果你是社区医生张医生，应对王先生做出哪些具体可行的建议以预防疾病、增进健康？

表11-4 某地某42岁男性健康危险因素评价表（以王先生为例）

死亡原因（1）	死亡概率（1/10万）（2）	危险因素（3）	测量值（4）	危险分数（5）	组合危险分数（6）	存在死亡危险（7）	根据医生建议改变危险因素（8）	新危险分数（9）	新组合危险分数（10）	新存在死亡危险（1/10万）（11）	降低量（12）
冠心病	1566	血压（mmHg）	120/70	0.4			-	0.4			
		胆固醇（mmol/L）	5.0	1.25			降到平均胆固醇	1.0			
		糖尿病病史	无	1.0			-	1.0			
		体力活动	坐着工作	2.5			定期锻炼	1.0			
		家族史	无	0.9			-	0.9			
		吸烟	吸	3.2			戒烟	1.0			
		体重	超重30%	1.3			降到平均体重	1.0			
车祸	265	饮酒	不饮	0.5			-	0.5			
		驾车里程（km/y）	25000	2.5			-	2.5			
		安全带使用	90%	0.8			100%	0.8			
脑血管疾病	244	血压（mmHg）	120/70	0.4			-	0.4			
		胆固醇（mmol/L）	5.0	1.2			降到平均胆固醇	1.0			
		糖尿病病史	无	1.0			-	1.0			
		吸烟	吸	3.2			戒烟	1.0			
肺癌	256	吸烟	吸	3.6			戒烟	1.0			

续表

死亡原因（1）	死亡概率（1/10万）（2）	危险因素（3）	测量值（4）	危险分数（5）	组合危险分数（6）	存在死亡危险（7）	根据医生建议改变危险因素（8）	新危险分数（9）	新组合危险分数（10）	新存在死亡危险（1/10万）（11）	降低量（12）
肺炎	102	饮酒	不饮	1.0			-	1.0			
		肺气肿	无	1.0			-	1.0			
		吸烟	吸	3.6			戒烟	1.0			
高血压心脏病	60	血压（mmHg）	120/70	0.4			-	0.4			
		体重	超重30%	1.3			降到平均体重	1.0			
其他	1896				1.0	1896					
合计	4389										

（龙　鑫）

参考文献

[1] 李鲁．社会医学［M］．北京：人民卫生出版社，2017.

[2] 国家卫生健康委员会．2021 年我国卫生健康事业发展统计公报［EB/OL］．http://www.nhc.gov.cn/guihuaxxs/s3586s/202207/51b55216c2154332a660157abf28b09d.shtml.［2022 -07 -12］.

[3] 国家卫生健康委员会．我国城乡居民医疗卫生服务可及性提高——《全国第六次卫生服务统计调查报告》发布［EB/OL］．http://www.nhc.gov.cn/mohwsbwstjxxzx/s2908/202101/0838723e3f3a4adb835d970abd551665.shtml.［2021 -01 -27］.

[4] 国家卫生健康委员会疾病预防控制局．中国居民营养与慢性病状况报告（2020 年）［M］．北京：人民卫生出版社，2021.

[5] 邹宇华，王柳行．社会医学［M］．2 版．北京：科学出版社，2016.

[6] 初伟，周佳．社会医学［M］．3 版．北京：科学出版社，2020.

[7] 卢祖洵，姜润生．社会医学［M］．3 版．北京：人民卫生出版社，2013.

[8] 卢祖洵，殷晓旭．社会医学［M］．3 版．北京：科学出版社，2022.

[9] 国家卫生健康委员会．中国医疗质量和技术能力发展报告概述［EB/OL］．http://www.nhc.gov.cn/xcs/s7847/201910/c3984f96380b4eb6bdbe5b8b4a399475.shtml.［2019 -10 -09］.

[10] 国家卫生健康委员会．2022 年我国卫生健康事业发展统计公报［EB/OL］．http://www.nhc.gov.cn/guihuaxxs/s3585u/202309/6707c48f2a2b420fbfb739c393fcca92.shtml.［2023 -10 -12］.

[11] 汪斌．中国老年人口健康现状、变动趋势及其社会经济影响 - 基于“七普”数据分析［J］．云南民族大学学报（哲学社会科学版），2022，39（5）：68 -75.

[12] 国家统计局．2021 年《中国儿童发展纲要（2021—2030 年）》统计监测报告［N］．中国信息报，2023，（2）：1 -3.

[13] 国家统计局．2021 年《中国妇女发展纲要（2021—2030 年）》统计监测报告［N］．中国信息报，2023，（1）：1 -3.

[14] 任泽平．中国老龄化报告［J］．发展研究，2023，（2）：22 -30.

[15] 国家统计局．第七次全国人口普查公报（第七号）［R］．北京：中华人民共和国国家统计局，2021.

[16] 桑瑞娇．流动人口特征变化与犯罪预防研究［J］．云南警官学院学报，2003，（3）：108 -113.

[17] 杜洁．中国流动人口传染病防治健康教育现状及影响因素分析［J］．中国预防医学杂志，2023，24（4）：299 -304.

[18] 国家卫生健康委员会．中国流动人口发展报告 2018［M］．北京：中国人口出版社，2018.

[19] 国家卫生健康委员会办公厅．关于印发全国第六次卫生服务统计调查制度的通知［EB/OL］．http://www.nhc.gov.cn/mohwsbwstjxxzx/dczlxz/201810/638af2eccb4b4c94910001e6b29206d4.shtml.［2018 -09 -30］.

[20] 中国疾病预防控制中心．2019 年中国中学生烟草调查结果发布［EB/OL］．https://www.chinacdc.cn/jkzt/sthd_ 3844/slhd_ 12885/202005/t20200531_ 216942.html.［2020 -05 -31］.